症候と鑑別診断	第1章
検査法	第2章
処置とトラブル対処法	第3章
代表的疾患	第4章
術前術後の基本的管理	第5章
腹腔鏡手術とロボット支援手術	第6章
緩和医療	第7章
データファイル	付録

泌尿器科
レジデントマニュアル

第2版

監修

郡 健二郎 名古屋市立大学理事長

編集

安井 孝周 名古屋市立大学大学院教授・腎・泌尿器科学

林 祐太郎 名古屋市立大学大学院教授・小児泌尿器科学

戸澤 啓一 名古屋市立大学大学院教授・医療安全管理学
（泌尿器科学）

窪田 泰江 名古屋市立大学大学院教授・先端医療看護学
（泌尿器科学）

医学書院

謹告 監修者，編集者，著者ならびに出版社として，本書に記載されている情報が最新かつ正確であるように最善の努力をしておりますが，薬の用法・用量・注意事項などは，基礎研究や臨床治験，市販後調査によるデータの蓄積により，時に変更されることがあります．したがって，薬の使用に際しては，読者御自身で十分に注意を払われることを要望いたします．

本書記載の治療法，医薬品がその後の医学研究ならびに医療の進歩により，本書発行後に変更された場合，従来の治療法，医薬品による不測の事故に対して，監修者，編集者，著者ならびに出版社は，その責を負いかねます．

株式会社　医学書院

泌尿器科レジデントマニュアル

発　行　2011年4月15日　第1版第1刷
　　　　2017年6月1日　　第1版第3刷
　　　　2019年4月15日　第2版第1刷©
　　　　2023年4月15日　第2版第2刷

監修者　郡　健二郎
編集者　安井孝周・林　祐太郎・戸澤啓一・窪田泰江
発行者　株式会社　医学書院
　　　　代表取締役　金原　俊
　　　　〒113-8719　東京都文京区本郷1-28-23
　　　　電話　03-3817-5600(社内案内)

印刷・製本　三報社印刷

本書の複製権・翻訳権・上映権・譲渡権・貸与権・公衆送信権(送信可能化権を含む)は株式会社医学書院が保有します．

ISBN978-4-260-03838-6

本書を無断で複製する行為(複写，スキャン，デジタルデータ化など)は，「私的使用のための複製」など著作権法上の限られた例外を除き禁じられています．大学，病院，診療所，企業などにおいて，業務上使用する目的(診療，研究活動を含む)で上記の行為を行うことは，その使用範囲が内部的であっても，私的使用には該当せず，違法です．また私的使用に該当する場合であっても，代行業者等の第三者に依頼して上記の行為を行うことは違法となります．

JCOPY 〈出版者著作権管理機構　委託出版物〉
本書の無断複製は著作権法上での例外を除き禁じられています．複製される場合は，そのつど事前に，出版者著作権管理機構(電話 03-5244-5088，FAX 03-5244-5089，info@jcopy.or.jp)の許諾を得てください．

＊「レジデントマニュアル」は株式会社医学書院の登録商標です．

執筆者一覧 (五十音順)

秋田　英俊	名古屋徳洲会病院 泌尿器科	
畦元　将隆	稲沢厚生病院 泌尿器科	
安藤　亮介	名古屋市立大学大学院 地域医療教育研究センターいなべ総合病院分室	
飯田啓太郎	蒲郡市民病院 泌尿器科	
池上　要介	総合犬山中央病院 泌尿器科	
磯谷　正彦	名古屋市立大学大学院 腎・泌尿器科学	
伊藤尊一郎	豊川市民病院 泌尿器科	
伊藤　靖彦	聖霊病院 泌尿器科	
岩瀬　　豊	豊田厚生病院 泌尿器科	
岩月正一郎	名古屋市立大学大学院 腎・泌尿器科学	
宇佐美雅之	豊田厚生病院 泌尿器科	
梅本　幸裕	名古屋市立大学医学部附属西部医療センター 泌尿器科	
海野　　怜	名古屋市立大学大学院 腎・泌尿器科学	
惠谷　俊紀	名古屋市立大学大学院 腎・泌尿器科学	
遠藤　純央	豊川市民病院 泌尿器科	
太田　裕也	安城更生病院 泌尿器科	
岡田　淳志	名古屋市立大学大学院 腎・泌尿器科学	
岡田　朋記	いなべ総合病院 泌尿器科	
岡村　武彦	クリニックサンセール清里 泌尿器科	
加藤　大貴	名古屋市立大学医学部附属東部医療センター 泌尿器科	
加藤　　誠	名城病院 泌尿器科	
金本　一洋	海南病院 泌尿器科	
神沢　英幸	安城更生病院 泌尿器科	
神谷　浩行	大同病院 泌尿器科	
河合　憲康	名古屋市立大学医学部附属みどり市民病院 泌尿器科	
河瀬　健吾	名古屋市立大学大学院 腎・泌尿器科学	
窪田　裕樹	海南病院 泌尿器科	
窪田　泰江	名古屋市立大学大学院 先端医療看護学	
黒川　覚史	安城更生病院 泌尿器科	

執筆者一覧

小林　大地	豊田厚生病院 泌尿器科	
小林　隆宏	江南厚生病院 泌尿器科	
坂倉　　毅	江南厚生病院 泌尿器科	
柴田　泰宏	名古屋市立大学大学院 機能組織学	
杉野　輝明	名古屋市立大学医学部附属東部医療センター 泌尿器科	
田口　和己	名古屋市立大学大学院 腎・泌尿器科学	
武田　知樹	名古屋市立大学大学院 腎・泌尿器科学	
田中勇太朗	大阪大学大学院工学研究科 電気電子情報通信工学専攻	
茶谷　亮輔	名古屋市立大学医学部附属東部医療センター 泌尿器科	
戸澤　啓一	名古屋市立大学大学院 医療安全管理学	
内木　　拓	名古屋市立大学大学院 腎・泌尿器科学	
永井　　隆	名古屋市立大学大学院 腎・泌尿器科学	
中根　明宏	名古屋市立大学大学院 地域医療教育研究センター蒲郡市民病院分室	
西尾　英紀	名古屋市立大学大学院 小児泌尿器科学	
野崎　哲史	安城更生病院 泌尿器科	
野田　祐介	安城更生病院 泌尿器科	
橋本　良博	豊田厚生病院 泌尿器科	
長谷部憲一	社会医療法人財団松原愛育会 松原病院	
服部　竜也	名古屋市立大学医学部附属西部医療センター 泌尿器科	
濱川　　隆	名古屋市立大学医学部附属西部医療センター 泌尿器科	
濵本　周造	名古屋市立大学大学院 腎・泌尿器科学	
林　祐太郎	名古屋市立大学大学院 小児泌尿器科学	
阪野　里花	江南厚生病院 泌尿器科	
廣瀬　泰彦	海南病院 泌尿器科	
藤井　泰普	大同病院 泌尿器科	
本間　秀樹	知多厚生病院 泌尿器科	
松本　大輔	名古屋市立大学医学部附属西部医療センター 泌尿器科	
松山奈有佳	名古屋市立大学大学院 腎・泌尿器科学	
丸山　哲史	名古屋市立大学医学部附属東部医療センター 泌尿器科	
水野健太郎	名古屋市立大学大学院 小児泌尿器科学	
最上　　徹	三重北医療センター菰野厚生病院 泌尿器科	
守時　良演	豊川市民病院 泌尿器科	
安井　孝周	名古屋市立大学大学院 腎・泌尿器科学	
山田　健司	やまだ泌尿器科クリニック	

第2版の序　全面改訂にあたって

　本書の初版を上梓したのは8年前のことです．そのきっかけは，その年に，第99回日本泌尿器科学会総会を私たちの教室が主催したことから，学術面だけではなく，若手人材の育成にもお役に立ちたいとの考えによるものでした．

　8年前といえば，東日本大震災の年です．総会は大震災1か月後の開催でしたが，厳しい環境だからこそ，泌尿器科医に役立つ学会にしたいとの思いが強く，さまざまな企画を工夫しました．

　その1つは，当時のNHKの人気番組「めざせ！会社の星」をもじった「めざせ！泌尿器科の星」です．NHKの協賛により，学会場の活気ある楽しい雰囲気が全国に放映され，泌尿器科のイメージがさらによくなったと，多くの方々から伺いました．

　もう1つは，医学書院の人気シリーズ「レジデントマニュアル」の泌尿器科版を上梓したことです．初版の帯には，「めざせ！泌尿器科の星」と大きく書き，会場内で販売されました．お陰さまで，初版はその後も多くの方々に愛用されています．特に嬉しいのは，泌尿器科以外の医師や看護師，技師にも用いられていることです．

　一方，最近苦い経験をしました．ある研修医が，一昔前の泌尿器科診療の話をしたので，「どこで学んだの？」と尋ねたところ，ポケットから出てきたのは初版の『泌尿器科レジデントマニュアル』．初版からわずか8年ですが，この間に医療は急速に進化し，医療制度も変わっています．

　これらのことをふまえ，全面改訂を行いました．編集には4名の新進気鋭の教授が携わり，最新の内容を網羅し，何回にもわたる編集会議で，統一性を持たせ，無駄な重複や抜け落ちがないように努めました．

最後に,「第2版」の4つの特長をご紹介します.

①病棟や外来で,すぐ知りたい診療内容に力点をおいていること.
ゆっくり調べてから診療できることは必要最低限とし,診療アルゴリズムや処方例を用いてわかりやすく示しています.

②項目ごとに新たなページで始まっていること.この作業は大変でしたが,調べたい項目を検索しやすくなり,断然使いやすくなりました.

③説明文を少なくし,初版に比べ大幅に図表を増やしたこと.本書でしか見られない,わかりやすいイラストが満載です.今の若者志向に合わせたつもりです.

④ページ数をおさえ,ハンディなポケットサイズにまとめていること.初版よりもコンパクトになったことから,白衣のポケットに入れて,いつでも持ち歩いていただけます.

すでに初版を利用している方々も,この「第2版」を新たに手にしてください.本書が手垢で擦り切れる頃には,あなたは「泌尿器科の星」になっておられることと確信しています.

出版にあたって,初版に引き続きご尽力たまわった医学書院編集部の飯村祐二さんに深く感謝申し上げます.

2019年3月吉日

郡　健二郎

初版の序

　医学書院の人気シリーズ，「レジデントマニュアル」の泌尿器科版を編纂する話が持ち上がったのは，昨年3月のことである．すでにいくつかの類書があるにもかかわらず，私が本企画を進めたいと思った理由は，今のレジデントの多くが泌尿器科の基本診療を学ぶことなく"一人前の医師"になっていくことを，常々危惧していたからである．

　この考えのもとに，この1年間何度となく企画・編集会議の場を持ち，話し合いを重ね，本書が完成した．私たちが本書に注ぎこんだコンセプトは，以下の点である．

1. 全てのレジデントに役立てていただきたい

　2004年に新臨床研修制度が始まって以後，医療は大きく変わった．多くの点で医療は改良されたが，一方ひずみも出ている．その1つが新しい研修制度では「プライマリ・ケアが大切だ」との名のもとに，内科や外科を重点的に研修することが課されており，泌尿器科などいわゆるマイナー科が行っているプライマリ・ケアを研鑽する機会が少なくなったことである．医師なら誰でも一生に一度は導尿をする．血尿，腎結石，前立腺肥大の患者も診ることであろう．それらの基本知識なくして診療トラブルを起こさないかと，老婆心ながら心配するのである．本書は，泌尿器科を研修するレジデントだけでなく，あらゆる若手医師が泌尿器科領域の診療をするうえにおいて役立つものと確信している．

2. 看護師，コ・メディカルにも役立てていただきたい

　昨今の医療は進歩し，先端化，細分化，専門化している．このために，医師のみならず，看護師やコ・メディカルは日々，先端医療を研鑽している．しかし，日常の診療は多忙を極めており，じっくり学ぶ時間は限られている．本書は，そのような方々のちょっとした疑問を解決してくれる，手軽に調べるポケット版，あるいは机上の豆辞典の働きをしてほしいと願って編纂した．

3. 私たちが日頃行っている医療をまとめた

本書の内容は私たち名古屋市立大学泌尿器科およびその関連施設で日頃行っている実践的な診療とした．その一部は現在すでに用いている診療マニュアルをまとめたものである．執筆は若い泌尿器科医が情熱をこめて行い，3名の編者と私が全体の統一を図った．したがって，ほかの医療施設とはいささか異なる診療もあることであろう．本書を利用されたレジデントのみなさんと指導医の方々からの，忌憚なきご批判やご教示を賜ればと思う．改訂版に活かしたい．

4. 単なるマニュアル本にはしたくないとの思いで編集をした

医学研究はもちろんだが，医療をするにあたって大切なことは独自の考えをしっかり持つことだと思う．その意味からすると，ガイドラインやマニュアルは便利ではあるが，それらに頼りすぎると文字や図表だけを追い，その背景にあるものを理解しないで医療を行いがちなので，医師に必要な思考力，観察力，洞察力が養われないのではと危惧している．本書においては，この点に特に留意し，単なるマニュアル本とならないように企画・編集したつもりであるが，至らないところはあると思う．若い読者諸兄におかれては，その点をご容赦のうえ，まず本書を通じて泌尿器科診療の勘所をつかみ，じっくりと考えて医療を行うことの足がかりとしていただければ幸いである．

本書の発刊に際し，医学書院編集部の飯村祐二氏と制作部の和田学氏には貴重なご意見をいただいた．両氏のご協力とご尽力があってこそ本書は目の目をみた．心より感謝申し上げる．

2011年4月

郡　健二郎

目次

本書で用いた主な略語一覧 xv

第1章 症候と鑑別診断

❶ 主訴・病歴の聴取と身体所見 …… 2
1 主訴・病歴の聴取 …… 2
2 身体所見 …… 5

❷ 排尿に関する症状 …… 8
1 頻尿 …… 8
2 排尿痛 …… 10
3 排尿困難 …… 13
4 残尿感 …… 16
5 尿閉 …… 17
6 尿失禁 …… 18

❸ 尿量の異常 …… 20
1 多尿 …… 20
2 乏尿,無尿 …… 22

❹ 尿の性状の異常 …… 24
1 血尿 …… 24
2 膿尿 …… 26
3 乳び尿 …… 28
4 気尿 …… 29

❺ 疼痛 …… 30
1 腹痛 …… 30
2 背部痛 …… 34
3 下腹部不快感 …… 36
4 会陰部痛 …… 38
5 陰嚢痛 …… 39

x 目次

❻ 精液の異常 … 41
1 血精液症 … 41

❼ 腫瘤 … 42
1 腹部腫瘤 … 42
2 外陰部腫瘤 … 44

❽ その他の症候 … 46
1 発熱 … 46
2 高血圧(腎性, 副腎性) … 47

第2章 検査法 49

❶ 尿検査 … 50
1 尿沈渣 … 50
2 細菌培養 … 52
3 細胞診 … 53

❷ 画像検査 … 54
1 腹部単純撮影(KUB) … 54
2 静脈性尿路造影(IVU), 点滴静注腎盂造影(DIP) … 56
3 逆行性腎盂造影(RP) … 58
4 排尿時膀胱尿道造影(VCUG) … 59
5 チェーン尿道膀胱造影 … 60

❸ 膀胱鏡検査 … 62

❹ 尿流動態検査 … 65
1 尿流測定(UFM)と残尿測定 … 65
2 膀胱内圧測定 … 67
3 内圧尿流検査(pressure-flow study) … 68

❺ 尿失禁テスト(パッドテスト) … 69

❻ 生検 … 70
1 腎生検 … 70
2 膀胱生検(経尿道的生検) … 72
3 前立腺生検 … 73
4 精巣生検 … 75

❼ 精液検査 ……………………………………………………………… 77

第3章 処置とトラブル対処法　79

❶ カテーテル ……………………………………………………………… 80
1 カテーテルの種類と用途 …………………………………………… 80
2 腎瘻造設 ……………………………………………………………… 82
3 膀胱瘻造設 …………………………………………………………… 84
4 尿管カテーテル留置 ………………………………………………… 86
5 導尿，尿道カテーテル留置 ………………………………………… 87
6 カテーテルトラブルの対処法 ……………………………………… 89

❷ 洗浄 ……………………………………………………………………… 92
1 腎盂洗浄 ……………………………………………………………… 92
2 膀胱洗浄 ……………………………………………………………… 93
3 膀胱タンポナーデ時の対処法 ……………………………………… 95

第4章 代表的疾患　97

❶ 腫瘍 ……………………………………………………………………… 98
1 腎癌 …………………………………………………………………… 98
2 腎盂・尿管癌 ………………………………………………………… 102
3 膀胱癌 ………………………………………………………………… 106
4 前立腺癌 ……………………………………………………………… 110
5 陰茎癌 ………………………………………………………………… 116
6 精巣腫瘍（胚細胞腫） ……………………………………………… 118
7 副腎腫瘍 ……………………………………………………………… 122
8 後腹膜腫瘍 …………………………………………………………… 127

❷ 尿路結石症 …………………………………………………………… 129
1 腎・尿管結石 ………………………………………………………… 129
2 膀胱結石 ……………………………………………………………… 134
3 副甲状腺腫瘍 ………………………………………………………… 136

❸ 尿路・性器感染症 …………………………………………………… 137
1 腎盂腎炎 ……………………………………………………………… 137

目次

- 2 膀胱炎 ……………………………………… 140
- 3 前立腺炎 …………………………………… 141
- 4 精巣上体炎 ………………………………… 142
- 5 性感染症(STI) ……………………………… 144
- 6 尿路結核 …………………………………… 148
- 7 膿腎症, 腎膿瘍, 気腫性腎盂腎炎 ………… 149

❹ 外傷 …………………………………………… 151
- 1 腎外傷 ……………………………………… 151
- 2 尿管損傷 …………………………………… 154
- 3 膀胱損傷 …………………………………… 156
- 4 尿道損傷 …………………………………… 158
- 5 精巣外傷 …………………………………… 160
- 6 陰茎折症 …………………………………… 161

❺ 排尿障害, 神経泌尿器疾患 ………………… 162
- 1 前立腺肥大症(BPH) ……………………… 162
- 2 尿道狭窄 …………………………………… 166
- 3 神経因性膀胱(NGB) ……………………… 167
- 4 過活動膀胱(OAB) ………………………… 170
- 5 間質性膀胱炎(IC) ………………………… 173

❻ 小児・先天性泌尿器疾患 …………………… 175
- 1 先天性水腎症 ……………………………… 175
- 2 腎盂尿管移行部通過障害(UPJO) ………… 177
- 3 尿管膀胱移行部通過障害(UVJO) ………… 180
- 4 膀胱尿管逆流(VUR) ……………………… 182
- 5 尿管瘤 ……………………………………… 185
- 6 尿管異所開口 ……………………………… 188
- 7 尿道下裂 …………………………………… 191
- 8 夜尿症 ……………………………………… 194
- 9 停留精巣 …………………………………… 196
- 10 陰嚢水腫 …………………………………… 198
- 11 包茎 ………………………………………… 200

❼ 内分泌疾患, 性機能障害 …………………… 202
- 1 男性不妊症 ………………………………… 202

- 2 勃起障害(ED) ……………………………………………… 204
- 3 持続勃起症 …………………………………………………… 205
- 4 LOH症候群(男性更年期障害) …………………………… 207

❽ 女性泌尿器疾患 …………………………………………… 209
- 1 腹圧性尿失禁 ……………………………………………… 209
- 2 骨盤臓器脱 ………………………………………………… 211
- 3 尿道カルンクル,尿道脱 ………………………………… 212

❾ 腎・血管疾患 ……………………………………………… 214
- 1 腎不全 ……………………………………………………… 214
- 2 腎血管性高血圧 …………………………………………… 216
- 3 腎動脈瘤 …………………………………………………… 218
- 4 腎動静脈瘻 ………………………………………………… 219

❿ その他の泌尿器科疾患 …………………………………… 221
- 1 特発性腎出血 ……………………………………………… 221
- 2 後腹膜線維症 ……………………………………………… 223
- 3 尿膜管疾患 ………………………………………………… 225
- 4 急性陰嚢症 ………………………………………………… 227

第5章 術前術後の基本的管理　229

- ❶ 術前術後に休薬が必要な薬剤とその期間 ………………… 230
- ❷ 糖尿病患者の周術期管理 …………………………………… 232
- ❸ ドレーンの管理 ……………………………………………… 234
- ❹ ストーマの管理 ……………………………………………… 236
- ❺ 術後疼痛の管理 ……………………………………………… 238
- ❻ 創感染の対策 ………………………………………………… 240
- ❼ 肺塞栓症の管理 ……………………………………………… 242

第6章 腹腔鏡手術とロボット支援手術　245

- ❶ 腹腔鏡手術(後腹膜アプローチを含む) …………………… 246
- ❷ ロボット支援手術 …………………………………………… 248

第7章 緩和医療　249

1. 予後の予測 …… 250
2. がん性疼痛への対応 …… 253
3. 各種症状への対応 …… 259

付録　データファイル　263

1. RENAL スコア …… 264
2. PI-RADS …… 265
3. 国際前立腺症状スコア(IPSS) …… 266
4. 過活動膀胱症状質問票(OABSS) …… 267
5. 主要下部尿路症状スコア(CLSS) …… 268
6. 前立腺肥大症影響スコア(BII) …… 269
7. 国際失禁会議質問票短縮版(ICIQ-SF) …… 270
8. 間質性膀胱炎症状スコア・問題スコア(ICSI・ICPI) …… 271
9. 日本語版 DVSS(小児語版) …… 272
10. 国際勃起機能スコア(IIEF-5) …… 273
11. 勃起の硬さスケール(日本語版 EHS) …… 274
12. Aging males' symptoms(AMS)スコア …… 275
13. 熊本式健康調査質問票 …… 276
14. POP-Q(pelvic organ prolapse quantification) …… 277
15. Performance Status(PS) …… 278
16. Clavien-Dindo 分類 …… 279
17. RECIST ガイドライン改訂版 version1.1
    (固形がんの治療効果判定のための新ガイドライン) …… 280
18. 主な検査・処置・手術の保険点数 …… 282
19. DPC の保険点数 …… 287

索引　289

本書で用いた主な略語一覧

A

ACDK	acquired cystic disease of the kidney：後天性嚢胞腎
ACTH	adrenocorticotropic hormone：副腎皮質刺激ホルモン
ADT	androgen deprivation therapy：アンドロゲン除去療法
AFP	alpha-fetoprotein：αフェトプロテイン
AIMAH	ACTH independent macronodular adrenal hyperplasia：ACTH 非依存性大結節性副腎過形成
AKI	acute kidney injury：急性腎障害
AMS スコア	aging males' symptoms score
AP	antegrade pyelography：順行性腎盂造影
APA	aldosterone producing adenoma：アルドステロン産生腺腫
ART	androgen replacement therapy：アンドロゲン補充療法
ART	assisted reproductive technology：生殖補助医療

B

BCG	bacille Calmette-Guérin：弱毒ウシ型結核菌
BII	BPH impact index：前立腺肥大影響スコア
BOO	bladder outlet obstruction：膀胱出口部閉塞
BPE	benign prostatic enlargement：前立腺の腫大
BPH	benign prostatic hyperplasia：前立腺肥大（症）
BUN	blood urea nitrogen：血液尿素窒素

C

CAB	combined androgen blockade：複合アンドロゲン遮断療法
CIC	clean intermittent catheterization：清潔間欠導尿法
CIS	carcinoma *in situ*：上皮内癌
CKD	chronic kidney disease：慢性腎臓病
CLSS	core lower urinary tract symptom score：主要下部尿路症状質問票
CRPC	castration resistant prostate cancer：去勢抵抗性前立腺癌
CVA	costovertebral angle：肋骨脊柱角

D

DIP	drip infusion pyelography：点滴静注腎盂造影

本書で用いた主な略語一覧

略語	英語	日本語
DSD	detrusor sphincter dyssynergia	排尿筋・括約筋協調不全
DVSS	dysfunctional voiding symptom score	排尿障害症状スコア

E

略語	英語	日本語
ECIRS	endoscopic combined intrarenal surgery（PNLとTULを同時併用する術式）	
ED	erectile dysfunction	勃起障害
eGFR	estimate glomerular filtration rate	推算糸球体濾過量
EHL	electrohydraulic shock wave lithotripsy	電気水圧衝撃波結石破砕術
EHS	erection hardness score	勃起の硬さスケール
ESWL	extracorporeal shock wave lithotripsy	体外衝撃波砕石術

F

略語	英語	日本語
FENa	fractional excretion of filtrated sodium	尿中Na排泄分画
FN	febrile neutropenia	発熱性好中球減少症
FSH	follicle stimulating hormone	卵胞刺激ホルモン

H

略語	英語	日本語
hCG	human chorionic gonadotropin	ヒト絨毛性ゴナドトロピン
HIV	human immunodeficiency virus	ヒト免疫不全ウイルス
HoLEP	holmium laser enucleation of the prostate	ホルミウムレーザー前立腺核出術
HPV	human papilloma virus	ヒトパピローマウイルス
HSV	herpes simplex virus	単純ヘルペスウイルス

I

略語	英語	日本語
IC	interstitial cystitis	間質性膀胱炎
ICIQ-SF	International Consultation on Incontinence Questionnaire-Short Form	国際失禁会議質問票短縮版
ICPI	interstitial cystitis problem index	間質性膀胱炎問題スコア
ICS	International Continence Society	国際禁制学会
ICSI	interstitial cystitis symptom index	間質性膀胱炎症状スコア
IPP	intravesical prostatic protrusion	前立腺の膀胱への突出度
IGCCC	International Germ Cell Consensus Classification	国際胚細胞腫瘍予後分類
IHA	idiopathic hyperaldosteronism	特発性アルドステロン症
IIEF	international index of erectile function	国際勃起機能スコア
IPC	intermittent pneumatic compression	間欠的空気圧迫法

本書で用いた主な略語一覧　**xvii**

IPSS	international prostate symptom score：国際前立腺症状スコア
ISD	intrinsic sphincter deficiency：内因性括約筋機能不全
IVU	intravenous urography：静脈性尿路造影

K

KUB	kidney ureter bladder：腎尿管膀胱部単純撮影/腹部単純撮影

L

LH	luteinizing hormone：黄体形成ホルモン
LOH症候群	late-onset hypogonadism syndrome
LSC	laparoscopic sacrocolpopexy：腹腔鏡下仙骨腟固定術
LUTS	lower urinary tract symptoms：下部尿路症状

M

MEN	multiple endocrine neoplasia：多発性内分泌腫瘍症
MESA	microsurgical epididymal sperm aspiration：顕微鏡下精巣上体精子回収法
MET	medical expulsive therapy：排石促進療法
MRSA	methicillin resistant *Staphylococcus aureus*：メチシリン耐性黄色ブドウ球菌

N

NGB	neurogenic bladder：神経因性膀胱
NSAIDs	nonsteroidal antiinflammatory drugs：非ステロイド性抗炎症薬

O

OAB	overactive bladder：過活動膀胱
OABSS	overactive bladder symptom score：過活動膀胱症状質問票

P

PAC	plasma aldosterone concentration：血漿アルドステロン濃度
PaPスコア	palliative prognostic score
PCA	patient controlled analgesia：自己調節鎮痛法
PDE5	phosphodiesterase 5：ホスホジエステラーゼ5
Pdet	detrusor pressure：排尿筋圧
PEIT	percutaneous ethanol injection therapy：経皮的エタノール注入療法
PI-RADS	Prostate Imaging-Reporting and Data System

本書で用いた主な略語一覧

PNL	percutaneous nephro(uretero)lithotripsy：経皮的腎（尿管）砕石術	
POP-Q	pelvic organ prolapse quantification	
PPI	palliative prognostic index	
PPS	palliative performance scale	
PRA	plasma renin activity：血漿レニン活性	
PRL	prolactin：プロラクチン	
PSA	prostate specific antigen：前立腺特異抗原	
PTH	parathyroid hormone：副甲状腺ホルモン	
PTNS	percutaneous tibial nerve stimulation：経皮的脛骨神経刺激療法	
PTRA	percutaneous transluminal renal angioplasty：経皮的腎動脈形成術	
PVP	photoselective vaporization of the prostate：光選択的前立腺レーザー蒸散術	

Q

Qmax	maximum urinary flow rate：最大尿流率

R

RCUG	retrograde cystourethrography：逆行性膀胱尿道造影
RP	retrograde pyelography：逆行性腎盂造影

S

SNM	sacral neuromodulation：仙骨神経電気刺激療法
SCC	squamous cell carcinoma：扁平上皮癌
SSI	surgical site infection：手術部位感染
STI	sexually transmitted infection：性感染症

T

TAE	transcatheter arterial embolization：経カテーテル動脈塞栓術
TESE	testicular sperm extraction：精巣内精子採取術
TOT	transobturator tape：経閉鎖孔テープ
TRUS	transrectal ultrasonography：経直腸的超音波断層法
TUEB®	transurethral enucleation with bipolar system：経尿道的バイポーラ電極前立腺核出術
TUL	transurethral ureterolithotripsy：経尿道的尿管砕石術
TUR	transurethral resection：経尿道的切除術

TURBT	transurethral resection of bladder tumor:経尿道的膀胱腫瘍切除術
TURP	transurethral resection of prostate:経尿道的前立腺摘除術
TVM 手術	tension-free vaginal mesh 手術
TVT 手術	tension-free vaginal tape 手術

U

UFM	uroflowmetry:尿流測定
UH	urethral hypermobility:尿道過可動
UPJ(O)	ureteropelvic junction(obstruction):腎盂尿管移行部(通過障害)
UVJ(O)	ureterovesical junction(obstruction):尿管膀胱移行部(通過障害)

V

VCUG	voiding cystourethrography:排尿時膀胱尿道造影
VUR	vesicoureteral reflux:膀胱尿管逆流

第1章

症候と鑑別診断

主訴・病歴の聴取と身体所見

1 主訴・病歴の聴取

- 病歴聴取は患者の診断,治療において重要である.上手な病歴聴取によって,診断をつけることができる.
- 泌尿器科医が扱う患者の年齢層は,新生児,小児,思春期,成人,高齢者とすべてに渡っている.このため,患者の焦りや,表現力の不足,患者自身の社会背景からうまく病歴聴取ができないことがある.まず患者をリラックスさせて,患者の訴えを推察しつつ,目的にあった適切な質問をして,病歴聴取をする.

基本事項

- 以下の項目は必ず聴取する:
  ① 主訴
  ② 現病歴
  ③ 既往歴:内服薬,手術歴
  ④ 家族歴
  ⑤ 喫煙
  ⑥ アレルギー

主訴

- 泌尿器系の症状のある患者の訴えは,患者自身が正しい表現を知らないうえに,羞恥心も加わり,医療者側には正しく伝わらないことが多い.患者の気持ちに十分に気遣いをしながら,正しい訴えを聴取する必要がある.

現病歴

- 主訴となる症状の,① 期間,② 程度,③ 慢性か,④ 反復するか,⑤ 我慢できるか否か,も大切な要素である.

(1) 痛み

- **腎の痛み**:腎盂腎炎または水腎症.
- **尿管の痛み**:結石や凝血塊による急激な閉塞.
- **膀胱の痛み**:継続する恥骨上の痛みは尿閉,間欠的な恥骨上の痛みは炎症.
- **前立腺の痛み**:前立腺に限局する痛みは少なく,会陰部の痛みとし

て訴える．前立腺炎．
- 陰茎の痛み：嵌頓包茎，持続勃起症，前立腺炎の一症状．
- 陰嚢の痛み：精巣上体炎，精巣捻転，精巣垂捻転．

(2) 血尿
- 肉眼的血尿か，顕微鏡的血尿か．
- 血尿の時期：排尿初期の血尿は尿道からの出血．
- 疼痛を伴うか否か：疼痛を伴う血尿は尿路の閉塞を疑う．
- 凝血塊の有無：凝血塊を伴う血尿は重大な疾患のサイン．
- 凝血塊の形：虫垂のような形の凝血塊で鈍痛を伴う場合は上部尿路からの出血．

(3) 下部尿路症状
- 刺激症状．
- 閉塞症状．
- 尿失禁：
  - 持続性尿失禁．
  - 腹圧性尿失禁．
  - 切迫性尿失禁．
  - 溢流性尿失禁．
  - 遺尿．

(4) 性機能障害
- 性欲減退．
- 勃起不全．
- 射精障害．
- オルガズムの欠如．
- 早発射精．

(5) 血精液症
(6) 気尿
(7) 尿道分泌物
(8) 悪寒・戦慄

既往歴
(1) 疾患
- 糖尿病：神経因性膀胱，性機能障害．
- 結核：腎機能障害，尿管狭窄，尿路感染症．
- 高血圧：性機能障害．
- 脳神経疾患：神経因性膀胱．

(2) 内服薬

- **降圧薬**：性機能障害.
- **向精神薬**：性機能障害, 持続勃起症, 神経因性膀胱.
- **利尿薬**：尿失禁.
- **抗菌薬**：腎障害.
- **抗不整脈薬**：女性化乳房.

家族歴

- 囊胞腎, 結節性硬化症, von Hippel-Lindau 病, 腎尿細管性アシドーシス, シスチン尿症, 前立腺癌など.

喫煙

- 喫煙は尿路上皮癌(特に膀胱癌)のリスクとなる.
- 手術に際しての肺機能の改善のため, 一定期間の禁煙が必要である.

アレルギー

- 薬剤アレルギーはすべての医療行為の前に必ず確認する.

〔河合憲康〕

2 身体所見

腎

1 視診
- 腹部膨隆：
  - ➤ 成人：水腎症，腎癌，囊胞腎，後腹膜肉腫（頻度低）．
  - ➤ 小児：先天性水腎症，Wilms 腫瘍．

2 触診
(1) 触診法
- Guyon 法（図1-1）：仰臥位で肋骨脊柱角（CVA）に片方の手を置いて背側から腎を持ち上げるようにして，もう片方の手を肋骨弓下，前腹壁に当て，吸気時に腎が下降したときに両手の指の間で腎を触知する方法．
- Israel 法（図1-2）：側臥位で Guyon 法と同様の触知をする方法．
- Glenard 法（図1-3）：前腹壁に当てた親指と CVA に当てた指で腎

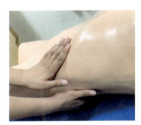

図1-1　Guyon 法

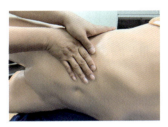

図1-2　Israel 法

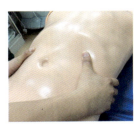

図1-3　Glenard 法

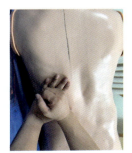

図1-4　肋骨脊柱角（CVA）：costovertebral angle

を触知する方法.

(2) CVA 領域（図1-4）の痛み
- **疝痛発作**：結石や凝血塊.
- **鈍痛**：慢性の尿路閉塞.
- **叩打痛**：腎盂腎炎.

膀胱

1 視診
- **下腹部正中の隆起**：尿閉による膀胱の尿貯留.

2 触診
- **下腹部腫瘤**：尿閉時の膀胱.
- **恥骨上部の圧痛**：膀胱炎.
- **双手診**（図1-5）.

前立腺

1 直腸診
- 前立腺を診察する泌尿器科特有の診察法（図1-6）.

(1) 方法
① ゴム手袋の上から滑剤を示指に十分付けて，患者には大きく口呼吸をさせて力を抜いてもらってからゆっくりと肛門へ挿入する.
② 示指を2〜3 cm挿入すると，直腸前壁に前立腺を触知する.

(2) 所見
- 大きさ（size），硬さ（elastic），表面の性状（surface），側溝（shape），中央溝（MF）の状態，さらに圧痛の有無を観察し，肥大や腫瘤の有無も確認.
- 直腸癌や直腸ポリープの有無にも留意.
- 正常では表面は平滑，弾性硬で，中央溝を触知することはない．圧痛もない.

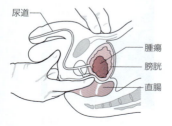

図1-5 双手診

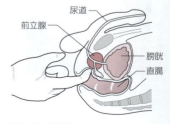

図1-6 直腸診

男性外性器

陰茎

1 視診
- 陰茎癌,尖圭コンジローマ,亀頭包皮炎の有無.
- 尿道上裂・下裂,外尿道口狭窄の有無.

2 触診
- 線維性の硬結の有無:Peyronie病,尿道結石.

陰嚢

1 視診
- 皮膚病変,浮腫,陰嚢内腫瘤,色素沈着.
- **透光性試験**:
  - (+):陰嚢水腫,精液瘤.
  - (−):精巣腫瘍,鼠径ヘルニア.

2 触診

(1) 精巣
- 大きさ,硬度,圧痛の有無を観察.
- 大きさは性腺機能障害,男性不妊症に関係する.

(2) 精巣上体
- 頭部,体部,尾部.

(3) 精索
- 精巣動静脈,精管(コリっとした硬さ).
- 精索静脈瘤の有無は立位で行う.

女性外性器

1 視診

(1) 小児
- 陰核の肥大:副腎性器症候群.
- 前庭部からの尿排出:尿管異所開口.

(2) 成人
- 膀胱脱,子宮脱,直腸脱,尿道カルンクル.

鼠径部

1 視診
- 鼠径リンパ節が腫脹している場合は,陰茎や陰嚢,外陰部の炎症,悪性腫瘍を疑う.

(河合憲康)

2 排尿に関する症状

1 頻尿

基本事項
- 頻尿は，①昼間頻尿と②夜間頻尿に分けられる：
  - **昼間頻尿**：日中の排尿回数が7～8回以上．
  - **夜間頻尿**：就寝後に1回以上排尿に起きる状態．
- 原因を診断することが治療に重要である．

鑑別診断のポイント
- 以下の病態に分けて，診断を行う（図1-7）：
  - **膀胱容量の低下**：過活動膀胱，前立腺肥大症など下部尿路の機能的・器質的異常．前立腺癌，膀胱癌による随伴症状．尿路結石，尿路感染による膀胱刺激症状．
  - **多尿**：多飲による多尿．尿崩症，糖尿病，腎機能障害，心不全，睡眠時無呼吸症候群など．
  - **その他**：睡眠障害や精神的な理由による頻尿．

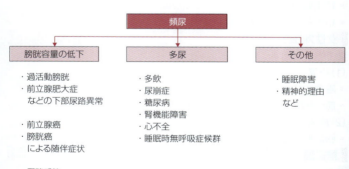

図1-7 頻尿の鑑別診断アルゴリズム

問診
- いつから？ 昼か夜か？ 具体的な排尿回数は？ 1回排尿量は？ 既往歴は？ 尿意切迫感は？

検尿
- 尿中赤血球，白血球の有無：
  - 尿中赤血球：膀胱炎，膀胱結石，尿路悪性腫瘍，間質性膀胱炎など．
  - 尿中白血球：膀胱炎，膀胱結石など．

排尿日誌
- 1回排尿量，1日排尿量，1日水分摂取量を測定．
- 1回排尿量の低下：前立腺肥大症，神経因性膀胱，過活動膀胱．
- 1回排尿量の低下なし：水分摂取過剰，尿崩症，糖尿病，慢性腎機能障害など．

尿流量測定
- 尿勢低下：前立腺肥大症，神経因性膀胱，尿道狭窄，前立腺癌など．

残尿測定
- 50〜100 mL以上であれば残尿過多と考える．
- 残尿量の増加：神経因性膀胱，前立腺肥大症など．

要注意事項
- 原因疾患によって治療法は異なる．
- 安易な投薬は控える．問診・検査によって原因を診断して投薬する必要性を患者に伝える：
  - 悪性腫瘍(膀胱癌，前立腺癌など)：それぞれの項目参照．
  - 膀胱結石：膀胱砕石術など(膀胱結石の項目参照 ➡ 134頁)．
  - 膀胱炎：抗菌薬の投与(膀胱炎の項目参照 ➡ 140頁)．
  - 蓄尿症状を改善する(尿を溜められる)治療：抗コリン薬，$β_3$作動薬など(過活動膀胱の項目参照 ➡ 170頁)．
  - 尿の排出を改善する治療：$α_1$遮断薬，PDE5阻害薬，手術(前立腺肥大症の項目参照 ➡ 162頁)．
  - 多尿：飲水制限のほか，内分泌疾患の検索を依頼．

(安井孝周)

2 排尿痛

基本事項
- 排尿に伴う疼痛を排尿痛という．
- 詳細な問診，年齢，性別が診断に最も重要である．
- 尿路感染症，尿路結石，膀胱異物，炎症を起こす尿路神経疾患や悪性腫瘍も念頭におく．

鑑別診断のポイント（図1-8）

問診

1 年齢，性別は？
- 男児：亀頭包皮炎が多い．
- 若年男性：性感染症による尿道炎が多い．
- 女性：膀胱炎が多い．

2 いつから？
- 数日以内：尿路感染症や尿路結石などを疑う．
- 慢性の経過の場合：神経因性膀胱，前立腺疾患，尿路腫瘍（癌など）を疑う．
- 尿道炎を疑う場合は性交渉の有無を確認する．

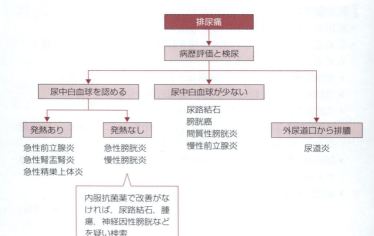

図1-8 排尿痛の鑑別診断アルゴリズム

3 痛みの部位は？
- 下腹部か，会陰部か，尿道か，亀頭か，外尿道口かによって，疾患の部位を推定.

4 排尿時の痛みの出現時期は？
- 炎症部位の特定につながる.
- **初期排尿痛**：尿道炎，外尿道口周囲の炎症など.
- **排尿終末時痛**：膀胱から後部尿道にかけての炎症，急性膀胱炎，急性前立腺炎など.
- **全排尿痛**：炎症の強い尿道炎，高度な急性膀胱炎，結核性膀胱炎，間質性膀胱炎，膀胱異物，膀胱結石など.

5 ほかの症候は？
- **血尿**：尿路感染のほか，尿路腫瘍や尿路結石を疑う.
- **膿の外尿道口からの分泌**：尿道炎を疑う.
- **発熱**：急性前立腺炎，急性腎盂腎炎，急性精巣上体炎の合併を考える.
- **排尿障害**：前立腺疾患や神経因性膀胱の合併を疑う.

6 既往歴，内服薬は？
- 尿路結石，尿路感染，尿路外傷，骨盤内手術，放射線治療，化学療法，脳血管障害，糖尿病などの既往を確認する.
- 内服薬も確認する.

排尿痛に伴う随伴症状

1 発熱
- 急性前立腺炎，急性腎盂腎炎，急性精巣上体炎の可能性がある.
- 背部の叩打痛，直腸診による前立腺の圧痛，精巣上体の圧痛について診察する.

2 血尿
- 尿中に白血球を認めない場合は，尿路感染以外の原疾患の存在を念頭におく.
- 尿路結石，膀胱異物，腫瘍（癌）の有無を確認する.

検査

1 検尿
- 膿尿，細菌尿の程度，血尿の合併の有無をみる：
  - ▶ **尿中白血球**：尿路感染症を第一に考える.
  - ▶ **細菌尿**：尿培養，抗菌薬感受性試験も行う.
  - ▶ **無菌性膿尿**：結核菌の検索も検討する.

- 腫瘍を疑う場合，尿細胞診も行う．

2 超音波検査
- 単純性膀胱炎以外を疑う場合に行う．

3 膀胱鏡検査
- 膀胱腫瘍や間質性膀胱炎が疑われる場合は考慮する．

4 KUB，CT
- 尿路結石や膀胱異物が疑われる場合に行う．

5 採血
- 発熱を伴い，腎盂腎炎，前立腺炎，精巣上体炎が疑われる場合は，炎症の程度を確認する．

要注意事項
- 下腹部の膨満を伴う場合，尿閉となっていることもあるため，超音波検査で確認する．
- 急性腎盂腎炎，急性前立腺炎では，重症度の確認，入院の適否，カテーテル留置を考慮する．
- 残尿感，背部痛を伴う場合は，尿管結石についても注意する．
- 尿道炎を疑う場合は，尿排出時の初めの尿を採取する．
- 性感染症が疑われる場合は，クラミジアや淋菌を尿中PCRで確認する．
- 女性で腟からの分泌物が多い場合，導尿による検尿を行う．
- 血尿がみられれば，感染か，他疾患(結石，腫瘍など)かを判断する．
- 繰り返す排尿痛では，原疾患(結石，腫瘍など)の存在を疑う．

(安井孝周)

3 排尿困難

基本事項

- 排尿困難とは円滑な排尿に努力を要する状態であり,下部尿路症状(LUTS)のうち,排尿症状である尿勢低下,尿線分裂・尿線散乱,尿線途絶,排尿遅延,腹圧排尿,終末滴下(下記に詳述)の総称である.

鑑別診断のポイント

- 排尿困難をきたす原因と診断のポイントを表1-1に示す.
- 膀胱出口部閉塞(BOO),低活動膀胱などを念頭に診断を進める.

問診

- IPSS-QOL などの質問票を利用して問診するが,特に以下の諸症状の有無を聴取する:
  - ▶ **頻尿・尿意切迫感**:特に夜間頻尿を伴うことが多い.LUTSのうち蓄尿症状にあたる.
  - ▶ **尿勢低下**:尿の勢いが弱いという訴え.通常は以前の状態あるいは他人との比較による.
  - ▶ **尿線分裂・尿線散乱**:尿線が排尿中に分裂・散乱すること.
  - ▶ **尿線途絶**:尿線が排尿中に1回以上途切れること.
  - ▶ **排尿遅延**:排尿開始が困難で,排尿準備ができてから排尿開始までに時間がかかるという症状.

表1-1 排尿困難をきたす原因と診断のポイント

原因	診断のポイント
下部尿路閉塞性疾患	
前立腺肥大症	前立腺腫大,膀胱出口部閉塞を伴う下部尿路閉塞
前立腺癌	PSA 値の異常,直腸診の異常
尿道狭窄	バルーン留置・下部尿路手術の既往,尿道炎の既往
急性前立腺炎	発熱,炎症マーカー高値.基礎疾患に排尿の異常を伴うことも多い
排尿に関連した神経障害	
神経因性膀胱	糖尿病,脳神経疾患の有無.尿流測定が鑑別に有用
女性関連疾患	
膀胱瘤などの骨盤臓器脱	詳細な問診,内診
子宮筋腫	超音波検査,排尿記録
尿失禁手術後	尿流測定,手術の既往

- ▶腹圧排尿：排尿の開始，尿線の維持または改善のために，腹圧（いきみ）を要すること．
- ▶終末滴下：排尿の終了が延長し，尿が滴下する程度まで尿流が低下する状態．
- ▶残尿感：次項参照（→ 16 頁）．
- 上記の内容を詳細に問診することで，自覚のない排尿困難についても症状を把握することができ，以後の適切な検査計画および診断につながる．

検査

1 尿流測定
- 排尿状態の客観的・定量的評価．
- 低侵襲な排尿障害のスクリーニング検査だが，下部尿路閉塞と排尿筋低活動の鑑別は難しい．
- 最大尿流率（Qmax）が最も重要なパラメータだが，排尿量が 150 mL 以上ないと正確な評価が難しい．正確な診断には複数回の検査が必要．

2 超音波検査
- 排尿後の残尿の有無，前立腺のサイズ測定，膀胱壁の肥厚の有無，上部尿路の評価など．
- 前立腺の膀胱への突出度（IPP）は BOO の程度との相関や，治療効果予測や治療選択で有用．

3 直腸診
- 男性の場合，前立腺肥大症の程度把握，前立腺の圧痛の有無（前立腺炎），癌のスクリーニングに重要．
- 同時に，肛門括約筋の緊張の程度，会陰部の知覚の有無などを評価．

4 PSA 検査
- 50 歳以上の男性では前立腺癌のスクリーニングに必須．

5 内圧尿流検査（pressure-flow study）
- カテーテル挿入を必要とし侵襲的だが，前立腺肥大症で，Qmax が 10 mL/秒以上と尿流が良好な症例，1 回排尿量が 150 mL 以下の症例，残尿量が 300 mL を超える症例，50 歳未満または 80 歳を超える症例などの術前は施行すべきである．

6 膀胱・尿道内視鏡検査
- 血尿がある症例，尿道狭窄，膀胱結石，膀胱癌などが疑われる症例では考慮する．

- 前立腺腺腫の様子や膀胱肉柱形成の有無は,閉塞の程度や排尿筋過活動の存在を示唆する.
- 侵襲的な検査であるため,手術療法における治療法選択の際に行われる.

要注意事項

- 蓄尿症状に比較し,排尿障害がかなり進行しないと自覚症状としてとらえることが少ない.
- 羞恥心などから排尿困難を否定することもある.
- 高齢の患者も多く,排尿困難という言葉が理解できないこともある.

患者説明のポイント

- 前立腺肥大症:
  - ➤ 多くは a_1 遮断薬に代表される排尿障害改善薬で症状の改善は可能であるが,適切な時期での内視鏡手術の可能性についても説明する.
  - ➤ アルコールの過剰摂取や風邪薬により排尿障害が悪化する可能性があることも,患者指導において重要.
  - ➤ 排尿障害は膀胱機能障害につながっていることに関しても説明しておく.
- 前立腺癌:排尿障害の改善はもちろん大切だが,まず癌の治療が優先であることをしっかり説明する.
- 尿道狭窄:狭窄の原因(医原性,感染,外傷)を明らかにし,手術を含めた適切な治療方法の提案を心がける.

(神谷浩行)

4 残尿感

基本事項
- 排尿後も尿が残っているような不快な感覚をいう.
- 実際に残尿を生じている場合は少なく,膀胱刺激症状の1つと考えてよい.

鑑別診断のポイント
- 適宜問診を行い,鑑別をつける(表1-2).
- 尿検査や,腹部超音波検査による残尿検査(→66頁),もしくは導尿による残尿検査を行う.

残尿がある場合
- **前立腺肥大症**:膀胱から尿道出口までの通過障害が考えられる.
- **神経因性膀胱**:糖尿病による末梢神経障害,腰椎椎間板ヘルニアや脊椎管狭窄症による膀胱への神経の圧迫,子宮癌・直腸癌手術における膀胱への神経の損傷などがある.

残尿がない場合
- 膀胱や尿道の知覚異常が原因.
- 膀胱炎・慢性前立腺炎などの炎症.

表1-2 残尿感をきたす原因
- 膀胱炎・前立腺炎などの炎症
- 膀胱腫瘍,膀胱結石,膀胱内異物
- 前立腺肥大症,尿道狭窄,尿道異物など
- 神経因性膀胱(子宮癌・直腸癌術後の神経損傷や薬剤の影響なども含む)による膀胱収縮障害
- 精神的なもの(更年期障害などでも起こる場合がある)

(海野 怜)

5 尿閉

基本事項

- 尿閉とは，膀胱内の尿を排出できない状態をいう．
- 急に尿が出なくなる急性尿閉と，徐々に尿が出なくなる慢性尿閉がある：
  - ➤ 急性尿閉：排尿不能を訴え受診する．
  - ➤ 慢性尿閉：頻尿や尿失禁を主訴に診断される場合が多い．

鑑別診断のポイント

- 尿閉をきたした原因を表1-3にまとめた．
- 急性尿閉の場合は，内服薬や多量の飲酒の有無を確認する．
- 超音波検査で凝血塊の有無を確認する．
- 男性で発熱を伴う場合は，急性前立腺炎を疑う．
- 女性で基礎疾患を認めない場合は，骨盤臓器脱を疑い内診を行う．
- 男性で導尿困難な場合は，尿道狭窄を考える．

表1-3 尿閉をきたす原因

原因	疾患
下部尿路の閉塞	前立腺肥大症，前立腺癌，膀胱タンポナーデ，尿道狭窄，尿道結石嵌頓，急性前立腺炎，他臓器による圧迫（子宮筋腫など）
膀胱機能異常	神経因性膀胱（糖尿病，脳卒中既往，骨盤手術操作歴などに注意），薬剤性（抗コリン薬，向精神薬，総合感冒薬などが原因となる）
その他	膀胱瘤

要注意事項

- 無尿に注意する．
- 導尿による血圧低下に注意する．
- 膀胱タンポナーデの場合は，膀胱洗浄により凝血塊をすべて回収する（➡ 95頁参照）．
- 入院適応：
  - ➤ 膀胱タンポナーデ．
  - ➤ 発熱時（急性前立腺炎，急性腎盂腎炎など）．
  - ➤ 腎後性腎不全．

（服部竜也）

6 尿失禁

基本事項
- 尿失禁とは，不随意な尿流出を生じる状態をいい，蓄尿症状の一種である．
- 国際禁制学会によると「社会的，衛生的に問題となるような客観的な漏れを認める状態」と定義されている．
- 尿失禁の種類を表1-4に示す．

表1-4 尿失禁の種類

種類	原因・症状
腹圧性尿失禁	腹圧がかかったとき(咳，くしゃみなど)に生じる
切迫性尿失禁	突然の尿意を我慢できず生じる
混合性尿失禁	腹圧性尿失禁と切迫性尿失禁の混合型
溢流性尿失禁	慢性尿閉に伴う残尿量の増加により生じる
機能性尿失禁	認知症・ADLの低下により生じる
反射性尿失禁	頸髄・胸髄損の損傷により生じる
真性尿失禁	女性の尿路と性器間の瘻孔により生じる

鑑別診断のポイント
- 問診，質問票(ICIQ-SF ➡ 270頁)にて症状・QOL評価をする．
- **尿検査**：血膿尿の有無で尿路感染と鑑別する．
- **尿流測定と残尿測定**：排尿障害の有無を鑑別する．
- **パッドテスト**：腹圧動作前後のパッド重量で，失禁量を評価する (➡ 69頁)．
- **ストレステスト**：腹圧をかけ尿漏出があるか確認する．
- **Qチップテスト**(図1-9)：女性の尿道に綿棒を入れた状態で怒責や咳をさせる．正常では綿棒はほとんど動かないが，腹圧性尿失禁 (尿道過可動)のある場合は安静時より上向きに大きく(30°以上が陽性)振れる．
- 膀胱内圧測定，ビデオウロダイナミクス，尿道内圧測定，内圧尿流検査，画像検査にて客観的評価を行う．

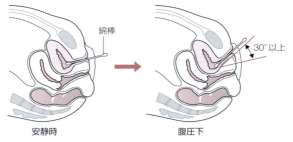

図 1-9　Q チップテスト
腹圧をかけた場合に水平位から 30° 以上の移動があれば尿道過活動と判定する．

> **要注意事項**
> - 患者の「尿はよく出ている」という自己申告は信用してはならない．
> - 尿流測定，残尿測定および腹部超音波検査による客観的評価が必須である．

〔河瀬健吾〕

3 尿量の異常

1 多尿

基本事項
- 多尿は,尿量 3,000 mL/日以上となった病態をいう.
- 多尿は,①水利尿または②浸透圧利尿に分類される(表 1-5).

夜間多尿
- 通常では尿量は日周期性を示し,夜間の多飲がない限り夜間の尿量は少ない.1 日の尿のうち 35％以上が夜間(就寝時,起床時は含めない)に出る状態,あるいは夜間に 10 mL/kg 以上の尿が出る状態を夜間多尿という.
- 夜間多尿の原因は夜間の多飲,心不全の初期(横臥による循環動態改善が利尿を促進するため),慢性腎不全の初期(尿の濃縮機能障害のため)などがある.

表 1-5 多尿の原因となる疾患

1. 水利尿(尿浸透圧＜150 mOsm/kgH$_2$O, 尿比重＜1.005)		
1)中枢性尿崩症	遺伝性	
	特発性	
	症候性	頭部外傷,原発性脳腫瘍(鞍上胚芽腫,頭蓋咽頭腫,下垂体腺腫),転移性脳腫瘍(肺癌,乳癌など),脳炎,サルコイドーシス,白血病
2)腎性尿崩症	遺伝性	
	後天性	低 K 血症,高 Ca 血症,Fanconi 症候群,Guillain-Barré 症候群,Sjögren 症候群,多発性硬化症,アミロイドーシス,囊胞腎,鎌状赤血球症,薬剤(炭酸リチウム,デメクロサイクリン,活性型ビタミン D 製剤など)
3)心因性多飲		精神疾患(双極性障害,統合失調症)
2. 浸透圧利尿(尿浸透圧＞250 mOsm/kgH$_2$O, 尿比重＞1.008)		
1)溶質負荷		糖尿病,急性腎不全回復期,尿路閉塞の解除,Na 喪失性腎症,浸透圧利尿薬(マンニトール,血管造影剤),高蛋白食,高蛋白の経管栄養,生理食塩水の静注
2)塩化ナトリウム吸収障害		慢性腎不全,慢性心不全,利尿薬,間質性腎炎

鑑別診断のポイント

- 多尿の原因となる疾患を表1-5に示す.
- 心因性多飲,低張液の静注以外では,皮膚の乾燥,頻脈などの脱水所見がみられることがある.
- 視力障害,意識障害などの中枢神経症状,無月経などの内分泌系症候があれば,続発性中枢性尿崩症を疑う.
- 中枢性尿崩症では,冷水嗜好,尿量の日内変動の消失,突然の発症がみられることがある.
- 血清Na濃度は,尿崩症では正常上限〜高値,心因性多飲では正常下限を示すことが多い.

治療法

- 原因疾患の治療を優先する.
- **中枢性尿崩症**:デスモプレシン酢酸塩水和物を投与する:

  - デスモプレシン点鼻液0.01%協和 1回2.5〜5μg(小児)/5〜10μg(成人) 1日1〜2回鼻腔内に投与
  - ミニリンメルト®OD錠 1回60〜120μg(240μgまで) 1日1〜3回経口投与(1日投与量は720μgを超えないこと)
  ※どちらの薬剤も投与量は患者の飲水量,尿量,尿比重,尿浸透圧により適宜増減する.

- **腎性尿崩症**:サイアザイド系利尿薬やNSAIDsの投与が有効な場合がある.
- **心因性多飲**:水分摂取制限を行う.

要注意事項

- 泌尿器科領域以外の疾患が原因であることが多い病態なので,脳神経外科や内分泌内科との連携が重要である.
- 特に意識障害のみられる尿崩症や糖尿病における高浸透圧性非ケトン性昏睡などは緊急処置が必要である.

(本間秀樹)

2 乏尿，無尿

基本事項
- 乏尿は，尿量 400 mL/日以下となった病態をいう．
- 無尿は，尿量 100 mL/日以下となった病態をいう．

鑑別診断のポイント（図1-10）
- 急性の乏尿，無尿はまず腎後性乏尿を疑い，超音波検査またはCTで両側水腎症の有無をチェックする．

腎前性乏尿（腎血流灌流の低下による）
- 尿中 Na 20 mEq/L 未満，Na 排泄分画（FENa）1 未満．
- 原因は循環血流量の減少（脱水症），心拍出量の減少（心不全），全身血管抵抗の減少（敗血症）などである．

腎性乏尿（腎実質の障害による）
- FENa 1 以上．
- 急性尿細管壊死（尿中 Na 40 mEq/L 以上）：重篤化した腎前性腎不全や，抗菌薬，抗がん剤，造影剤，農薬，重金属などによる薬物中毒，横紋筋融解症などが原因．

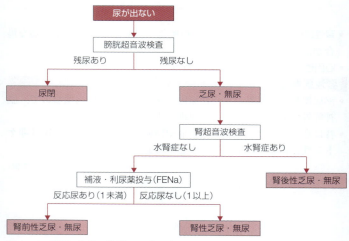

図 1-10　乏尿，無尿の診断アルゴリズム

- **間質性腎炎**：ペニシリン，サルファ薬，消炎鎮痛薬などの薬剤に対するアレルギーや，腎盂腎炎などの細菌感染による二次的なアレルギーなどが原因．
- **糸球体腎炎，各種の腎障害**：急性糸球体腎炎，全身性エリテマトーデス，Goodpasture 症候群，腎盂腎炎，溶血性尿毒症症候群，血清病などが原因．

腎後性乏尿（上部尿路の閉塞による）

- 上部尿路閉塞が原因なので，まず水腎症の有無を確認する．
- 主な原因を表1-6に示す．頻度が高いのは両側尿管結石，子宮癌，直腸癌やリンパ節転移による尿管の圧排・浸潤である．

表1-6 腎後性乏尿，無尿の原因となる疾患

1) 尿管病変
- 尿管結石
- 尿管腫瘍
- 炎症性狭窄

2) 膀胱病変
- 膀胱癌や前立腺癌の尿管口浸潤

3) 術後狭窄
- 尿路変更後の吻合部狭窄や再発

4) 尿路外病変
- 消化器や骨盤内臓器の悪性腫瘍進展
- リンパ節転移などによる尿管の圧迫

要注意事項

- 乏尿，無尿の状態が続けば尿毒症となり生命に危険が及ぶため，早急な原因検索と原疾患の治療が重要である．

（本間秀樹）

4 尿の性状の異常

1 血尿

基本事項
- ①無症候性血尿と②症候性血尿（排尿時痛，側腹部痛，背部痛，発熱など）に大別される．
- それぞれ 1) 肉眼的血尿と 2) 顕微鏡的血尿に分けられる．
- 注意すべきは<u>無症候性肉眼的血尿</u>である．
- 悪性腫瘍，そのなかでも尿路上皮癌の存在の有無を確認する．

鑑別診断のポイント

無症候性肉眼的血尿（図 1-11）
- 初診時：検尿，超音波検査，尿細胞診提出，採血検査．
- 超音波検査で所見がないが肉眼的血尿を認める場合，同日膀胱鏡検査を行う．
- 膀胱内に所見がなくても左右の腎尿の出血の有無が判別可能．
- 同日膀胱鏡が行えない場合，CT，IVU（DIP），MRI，膀胱鏡検査を行う．

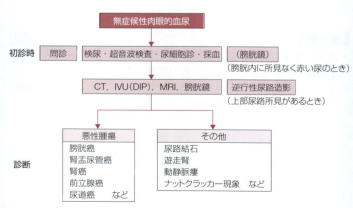

図 1-11　無症候性肉眼的血尿の診断アルゴリズム

- 検査で腫瘍を示唆する結果がなければ，しばらく経過観察が必要．
- 画像検査で腎盂・尿管に腫瘍を疑う，あるいは腎尿からの出血が確認できた場合，逆行性尿路造影および腎尿細胞診を行う．

症候性肉眼的血尿
- 痛みを伴う場合は炎症あるいは結石の有無を確認．
- 膿尿を認める場合は炎症を伴っているためまずは抗菌薬投与．
- 痛みがなくなったにもかかわらずまだ膿尿を伴う血尿の場合は，腫瘍の存在を確認．前述の腫瘍を検索する検査へ．
- 背部・側腹部痛を伴った肉眼的血尿は尿路結石の存在を確認．
- 超音波検査，KUB と上下腹部単純 CT 撮影施行．

顕微鏡的血尿
- 日常外来においては最も頻度が高い．
- 前述の悪性腫瘍の検査を行う．
- 所見がない場合，経過観察あるいは内科的検索を考慮．

要注意事項
- 顕微鏡的血尿においても悪性腫瘍は見つかる場合がある．
- 血尿において頻度の高いもの：悪性腫瘍，尿路結石，尿路感染症．
- 上記にあてはまらないとき：糸球体腎炎といった腎炎あるいは血管の奇形などの可能性を考慮．

［関連ガイドライン］
1) 血尿診断ガイドライン編集委員会（編）：血尿診断ガイドライン 2013．ライフサイエンス出版，2013

（梅本幸裕）

2 膿尿

基本事項
- 膿尿とは，尿中に白血球が混入し混濁した状態をいう．
- 尿路・性器における炎症の存在を示唆する．

鑑別診断のポイント

問診
- 外傷，性交渉などの有無．
- 膿汁分泌の場合はその性状（黄色，白色透明）．
- 排尿困難，排尿時痛，血尿，発熱，腰背部痛の有無．

検査
- 視診・触診：外尿道口を含めた外陰部の観察，肋骨脊柱角（CVA）叩打痛の確認．
- 分泌物検査：淋菌感染症など性感染症を疑う場合は尿道から採取，前立腺炎を疑う場合には前立腺マッサージ後に採取．
- 尿検査：表 1-7 参照．
- 血液検査：発熱があれば末梢白血球と CRP を確認．
- 細菌培養検査の意義：存在の確認と菌種の確認．

表 1-7 尿検査の注意点

尿採取の注意
・清潔操作後：外尿道口とその周辺を消毒し，綿棒などで拭く
・非接触で：包皮を翻転し，小陰唇は広げる
・中間尿採取：出始めでなく，途中の尿を採取する

尿検査方法と判定基準
・試験紙法：尿路感染で，白血球エラスターゼ，亜硝酸塩が陽性
・鏡検法：白血球円柱では，腎炎を疑う

病因

- 尿路感染症：単純性か複雑性（尿路閉塞に注意）．
- 無菌性膿尿：表1-8 参照．
- その他：尿路と腸管あるいは腟との瘻孔形成．

表1-8 無菌性膿尿の原因

原因	特徴
クラミジア感染症	尿道炎・腟炎の併発
尿路結核	米のとぎ汁様，酸性尿
ウイルス感染	血尿，小児
間質性膀胱炎	血尿，膀胱痛
薬物（エンドキサン®）	血尿，排尿時痛
腫瘍	無症候性肉眼的血尿
結石，異物	頻尿，排尿時痛
カテーテル	予防投薬は不要

要注意事項

- 原因の多くは尿路感染症である．
- そのなかでも単純性尿路感染症は抗菌薬投与で改善する．
- 改善しない場合は，結石，腫瘍，排尿障害などを考慮する．
- 糖尿病，免疫力低下など全身疾患にも注意が必要である．

〔丸山哲史〕

3 乳び尿

基本事項

- 乳び尿とは,リンパ液と尿が混じって白濁した尿をいう(図1-12).
- 多くはフィラリア感染による.
- 高脂肪食の摂取にて増悪する傾向がある.

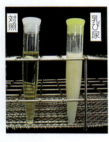

図1-12　乳び尿
(一般社団法人 千葉県臨床検査技師会 精度管理事業:平成14年度一般検査研究班フォトサーベイ 設問5より許可を得て転載)

鑑別診断のポイント

- 問診として居住歴が最も重要である.
- 南九州,沖縄地方に多い.
- 本邦では1978年以降新規のフィラリア症の発症はなく,乳び尿を呈するのはフィラリア症の既往がある高齢者がほとんどである.
- フィラリア感染を伴わない場合,胸管の通過障害による閉塞性のものを考え,胸管,ならびに周囲の炎症,腫瘍も疑う.
- 乳び尿の確認は,尿検体にエタノールを加えると白濁が緩和するUltzmann法が用いられる.
- 画像診断にはかつてはリンパ管造影が行われていたが,最近ではリンパ管シンチグラフィが行われることが多い.
- 治療は,安静,高脂肪食制限などの生活指導をまず行う.
- 効果がなかった場合,内視鏡的凝固術も考慮される.

要注意事項

- 乳び尿を認めた場合,最も重要なことは居住歴などの問診である.その後リンパ管シンチグラフィにてリンパ管と尿路に何らかの交通がないかを確認する.

(畦元将隆)

4 気尿

基本事項

- 気尿とは，排尿時に尿とともに気泡が排出されるものをいう．
- ①医原性，②ガス産生菌尿路感染，③尿路腫瘍，④尿路周辺部腫瘍の存在を疑う．
- CT検査，膀胱鏡，尿培養を行うことが重要．

鑑別診断のポイント

- 尿道カテーテル留置後，経尿道的処置後に上記現象が起こることがあるが，処置は不要．
- 炎症性，腫瘍性に尿路と腸管に異常交通をきたし，気尿を起こす．CTにて膀胱と腸管の交通が認められたり，膀胱鏡において直接瘻孔を確認できる．外科的処置が必要である．
- 尿路感染症においてガスを産生することがあり，大腸菌，クレブシエラ属菌などが代表的な原因菌である（図1-13）．糖尿病の患者，悪性腫瘍を合併している患者，腎不全や肝硬変など免疫機能が低下している患者で発症しやすい．尿培養が診断根拠になる．治療は感受性のある抗菌薬投与を行う．

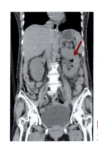

図1-13 左気腫性腎盂腎炎のCT像
左腎盂内にエアーを認める（矢印）．

要注意事項

①問診にて気尿の状況を聴取する．
②CT画像にて膀胱と腸管の交通を確認する．
③内視鏡検査にて，尿路と他臓器の交通（瘻孔）を確認する．
④細菌検査にて原因菌を検索する．
➡以上にて，瘻孔なら外科的手術，感染症なら感受性のある抗菌薬投与が必要となる．

（畦元将隆）

5 疼痛

1 腹痛

基本的事項

- ほとんどが腹部臓器疾患に起因．まれに胸部疾患に起因し，心因性の腹痛もある．
- 泌尿器科臓器（腎・尿管・膀胱・前立腺・精巣・精巣上体）の炎症・腫瘍・結石による水腎症の症状として現れうる（図1-14）．その多くは尿路結石によるものである．
- 腹痛はその発生機序から，①内臓痛，②体性痛，③関連痛に分けられる：
  - **内臓痛**：管腔臓器の平滑筋の収縮や拡張による壁伸展，肝・腎・膵などの実質臓器の牽引や腫脹による被膜伸展によって発症．差し込むような鈍痛が間欠的に起こる．このうち，冷汗・けいれん性の激痛を生じるものを**疝痛**といい，尿管結石で典型的．
  - **体性痛**：壁側腹膜・腸間膜・横隔膜への炎症・浸潤による突き刺すような鋭い痛み．圧痛点が明確で，筋性防御やBlumberg徴候を認める．
  - **関連痛**：内臓痛と同一レベルの脊髄後根を通る体性知覚神経への刺激で，その支配領域に表在痛を生じる．腹部以外に感じるものを**放散痛**と呼び，炎症や血行障害など重篤な病変の徴候．

鑑別診断のポイント

- 泌尿器科医が腹痛を診療する際，すでに診断がついていることが多い．しかし基本にたちかえり，改めて臨床推論に基づいた診断を行うことが重要である．

病歴からのアプローチ

- 部位から責任病巣を推測（図1-14）．
- 急性腹症か？ ➡ 外科手術など緊急処置を要する他疾患の除外．
- 誘因，疼痛の性状，既往歴，薬剤歴を聴取（表1-9 ➡ 32頁）．

身体所見からのアプローチ

- ショック状態の有無：収縮期血圧80 mmHg以下，苦悶様顔貌，蒼白，チアノーゼ，発汗，意識混濁．

心窩部痛

泌尿器科疾患としてはまれ
【鑑別疾患】心疾患(狭心症,心筋梗塞),逆流性食道炎,食道破裂,胃炎,胃・十二指腸潰瘍,膵炎,膵癌

左上腹部痛

尿路結石(腎〜尿管結石),腎損傷,水腎症(間欠的水腎,腎盂尿管腫瘍,突発性腎出血),腎梗塞,腎嚢胞内出血,腎腫瘍(腎癌・AMLの破裂),腎盂腎炎(急性・慢性)
【鑑別疾患】脾破裂,脾腫,脾梗塞,脾彎曲症候群,膵炎,膵癌,胸膜炎,肺炎,膿胸

右上腹部痛

尿路結石(腎〜尿管結石),腎損傷,水腎症(間欠的水腎,腎盂尿管腫瘍,特発性腎出血,下大静脈(後尿管),腎梗塞,腎嚢胞内出血,腎腫瘍(腎癌・AMLの破裂),腎盂腎炎(急性・慢性)
【鑑別疾患】胆石症,胆嚢炎,胆管結石,胆管炎,十二指腸潰瘍,急性肝炎,肝癌破裂,うっ血肝,肝炎,急性アルコール肝炎,胸膜炎,肺炎,膿胸

臍部痛

尿膜管疾患(尿膜管膿瘍・尿膜管癌)
【鑑別疾患】腸炎,腸閉塞,腸間膜血栓,腹部大動脈瘤破裂

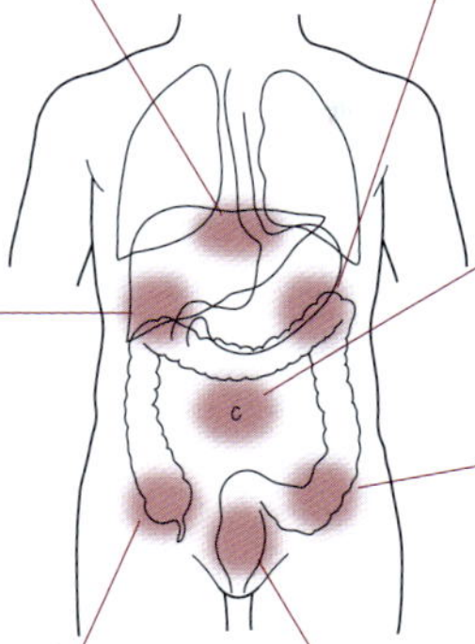

左下腹部痛

尿路結石(左中〜下部尿管結石),左精巣腫瘍,左精巣捻転
【鑑別疾患】下行・S状結腸憩室炎,穿孔,虚血性腸炎

右下腹部痛

尿路結石(右中〜下部尿管結石),右精巣腫瘍,右精巣捻転
【鑑別疾患】急性虫垂炎,憩室炎,盲腸軸捻転,回腸末端炎

下腹部痛

膀胱疾患(尿閉,膀胱炎,膀胱結石,膀胱結核,膀胱損傷),前立腺疾患(急性・慢性前立腺炎)
【鑑別疾患】異所性妊娠破裂,卵巣嚢腫茎捻転,卵巣出血,急性子宮付属器炎など産婦人科疾患

図 1-14 腹痛の部位

- 聴診:腸閉塞(グル音低下・消失,金属音).
- 触診:痛みの少ない部分から,浅い触診から深い触診へ(図1-14).
- 泌尿器科領域の疾患を見逃さないために,CVA叩打痛,陰嚢触診,直腸診も重要である.
- 随伴症状の有無:
  - **発熱** ➡ 腎盂腎炎・腎膿瘍,肝疾患・胆道系疾患など.
  - **呼吸による増悪** ➡ 呼吸器疾患.肺雑音の有無.
  - **黄疸** ➡ 肝疾患,胆道疾患など.
  - **腹水** ➡ 肝疾患,腹腔内悪性腫瘍,心不全など.

表1-9 腹痛の鑑別

病歴		鑑別疾患
誘因	高脂肪食	胆石症，胆嚢炎，膵炎
	飲酒	膵炎，尿閉（前立腺肥大症）
	魚介生食	アニサキス症
女性	月経との関連	月経痛，子宮内膜症，異所性妊娠など
疼痛の性状	疝痛	尿路結石，胆石など
	突発する激痛	消化管穿孔，腸間膜血栓症，絞扼性イレウス，腸重積，異所性妊娠破裂，卵巣腫瘍破裂，卵巣腫瘍茎捻転など
	移動性の腹痛	腸管疾患
	空腹時増悪	十二指腸炎，十二指腸潰瘍
	食後増悪	胃炎，胃潰瘍，膵炎，胆石症，上腸間膜動脈症候群
	嘔吐で軽減	腸管疾患
	排便で軽快	大腸疾患
	前屈位で軽減	膵疾患
	臥位で軽減	肝疾患
	臥位で増悪	逆流性食道炎
	帯状分布する表在痛	神経疾患（帯状疱疹など）
既往歴	開腹歴	イレウス
	輸血歴	肝炎，肝癌
	心房細動・脳梗塞	腸間膜動脈塞栓症
薬剤歴	消炎鎮痛薬	胃炎，胃潰瘍
	抗菌薬	腸炎
	向精神薬など	イレウスなど

〔東納重隆，他：腹痛．石川恭三（編）：研修医チェックガイド―症状・異常の基本的診察技術．新興医学出版社，pp220-225，1997より改変〕

検査所見からのアプローチ

- 病歴・身体所見の評価をもとに疾患を推定し，それを検査で確認することが基本．
- 鑑別診断を考えず検査を優先し，その所見から診断を行うことは誤診をきたしやすい（「要注意事項」参照）．

1 検体検査・生理学的検査

- 検尿：尿潜血，尿蛋白，糖，尿沈渣，尿細菌，妊娠反応．
- 血液検査：白血球数，赤血球数，血液ガス（代謝性アシドーシス），肝・腎機能，CRP，電解質，血糖，アミラーゼなど．

- **心電図**：心筋虚血，梗塞．
- **その他**：腹水穿刺（血性腹水，乳び腹水など），胃管挿入（胃出血，消化液貯留），便潜血検査．

2 画像検査

- **KUB**：尿路結石，腸閉塞など，消化管穿孔（free air）．
- **腹部超音波**：尿路結石，尿閉，水腎症，胆嚢炎，虫垂炎，産婦人科疾患．
- **CT**：尿路結石，尿閉，水腎症，尿路損傷，腎腫瘍，腎梗塞，腎盂腎炎，大動脈瘤，大動脈解離，腸間膜循環不全，臓器損傷，膵炎，虫垂炎，腸閉塞．
- **内視鏡**：膀胱鏡（膀胱腫瘍，膀胱結石，前立腺肥大症など），上部消化管内視鏡（急性胃粘膜病変，潰瘍，癌，出血など），下部消化管内視鏡（大腸癌，Crohn病，潰瘍性大腸炎など）．

要注意事項

- 腹痛を主訴に救急外来を受診し，CTで尿路結石と診断されたあとに泌尿器科に紹介となる症例は大変多い．しかし，そのような症例で，心筋梗塞や腹部大動脈瘤などが見落とされ，迅速な処置を行わなければ死に至る場合もある（図1-15）．
- 妊娠女性では，臓器偏位が生じているため，必ず産婦人科医にコンサルトをする．診断の遅れが胎児の生命を脅かす可能性を意識すべきである．

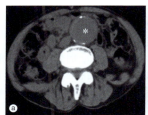
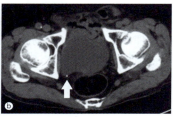

図1-15 尿路結石と誤診された腹部大動脈瘤の切迫破裂
＊：腹部大動脈瘤，矢印：静脈石．

（岡田淳志）

2 背部痛

- 背部痛は"腰背部痛"という総称でしばしば取り扱われるため，本項でも腰痛とは区別せず取り扱う．

基本的事項

- 泌尿器科領域における背部痛の原因は，尿路結石が最も多い．
- 原因として，①脊椎性，②神経性，③内臓性，④血管性，⑤心因性に分類される．
- 内臓性の背部痛は，安静にしていても軽減しない疼痛が特徴的．

鑑別診断のポイント

- 泌尿器科医が背部痛を診療する際，すでに診断がついていることが多い．しかし改めて臨床推論に基づいた診断を行うべきである．

病歴からのアプローチ

- 急性発症か？
  - ▶ 急性発症：尿路結石，解離性大動脈瘤，腰椎捻挫，腰椎椎間板ヘルニア，腰椎圧迫骨折，悪性腫瘍骨転移の病的骨折など．
  - ▶ 亜急性発症：脊椎炎，脾腫など．
  - ▶ 慢性発症：退行性病変（変形性脊椎症，骨粗鬆症）など．
- 発症の様子，疼痛の性質，程度，誘因・悪化要因，随伴症状，全身状態，既往歴，職業歴などの聴取．

身体所見からのアプローチ

- 安静で軽快するか？
- 背部痛の部位から原因を推測（図1-16）．
- 姿勢：前屈姿勢（膵疾患），側屈姿勢（腰椎捻挫など）．
- CVA叩打痛，脊柱周辺の筋群の圧痛，脊柱の可動域確認．
- 随伴症状：下肢伸展挙上困難（椎間板ヘルニア），間欠跛行（脊柱管狭窄症など），膀胱直腸障害・サドル型感覚脱失など（馬尾症候群）．
- 発熱，体重減少，安静時痛，夜間痛，1か月以上継続（骨転移や感染性脊椎炎など）．

検査所見からのアプローチ

1 検体検査・生理学的検査

- 検尿：尿潜血，尿沈渣，尿細菌．
- 血液検査：白血球数，赤血球数，腎機能，CRP，アミラーゼなど．
- 心電図：心筋虚血，梗塞．

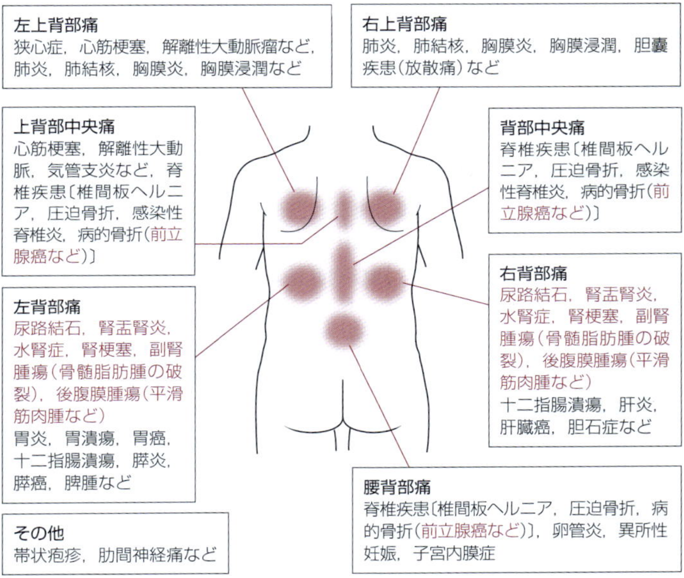

左上背部痛
狭心症，心筋梗塞，解離性大動脈瘤など，肺炎，肺結核，胸膜炎，胸膜浸潤など

右上背部痛
肺炎，肺結核，胸膜炎，胸膜浸潤，胆嚢疾患（放散痛）など

上背部中央痛
心筋梗塞，解離性大動脈，気管支炎など，脊椎疾患〔椎間板ヘルニア，圧迫骨折，感染性脊椎炎，病的骨折（前立腺癌など）〕

背部中央痛
脊椎疾患〔椎間板ヘルニア，圧迫骨折，感染性脊椎炎，病的骨折（前立腺癌など）〕

左背部痛
尿路結石，腎盂腎炎，水腎症，腎梗塞，副腎腫瘍（骨髄脂肪腫の破裂），後腹膜腫瘍（平滑筋肉腫など）
胃炎，胃潰瘍，胃癌，十二指腸潰瘍，膵炎，膵癌，脾腫など

右背部痛
尿路結石，腎盂腎炎，水腎症，腎梗塞，副腎腫瘍（骨髄脂肪腫の破裂），後腹膜腫瘍（平滑筋肉腫など）
十二指腸潰瘍，肝炎，肝臓癌，胆石症など

腰背部痛
脊椎疾患〔椎間板ヘルニア，圧迫骨折，病的骨折（前立腺癌など）〕，卵管炎，異所性妊娠，子宮内膜症

その他
帯状疱疹，肋間神経痛など

図1-16　背部痛の部位

2 画像検査

- KUB：尿路結石，椎間板ヘルニア（椎間腔狭小化），脊柱側彎，椎体圧壊像（椎体骨折），溶骨性変化（悪性腫瘍），造骨性変化（前立腺癌）．
- 腹部超音波：尿路結石，水腎症，胆嚢炎．
- CT：尿路結石，水腎症，尿路損傷，腎腫瘍，腎梗塞，腎盂腎炎，大動脈解離，膵炎，腰椎圧迫骨折，骨転移など．
- MRI：椎間板ヘルニア，脊柱管狭窄症，骨転移など．
- 骨シンチグラフィ：骨転移．

要注意事項

- 背部痛であっても，内臓疾患の精査のため腹部診察を必ず行う．
- 腰背部痛・背部叩打痛で誤って尿路結石として紹介をされることも多い：
  ▶筆者の経験：鎮痛薬無効の右背部痛の原因として外科より紹介．外科CTの精読で横隔膜ヘルニアと診断し，緊急手術となった．

(岡田淳志)

3 下腹部不快感

基本事項
- 膀胱疾患，前立腺疾患による下腹部の鈍痛・張り・不快感など多様な症状．

鑑別診断のポイント
- 慢性膀胱炎，慢性前立腺炎，間質性膀胱炎，膀胱結石，膀胱腫瘍，尿閉が鑑別として挙がる(表1-10)．
- 鑑別困難なことが多く，詳細な病歴聴取と身体診察が重要となる．

病歴
- 症状の起こっている身体的部位，痛みの性状，症状の強さ，いつ頃から起き始めたのか，症状の寛解・増悪因子，随伴症状などを聴取することが重要．
- 下部尿路感染症だけを考えるのではなく，下部尿路通過障害(神経因性膀胱，尿道狭窄など)，膀胱癌などの存在を念頭に現病歴を聴取する．
- 若年～中年女性なら間質性膀胱炎も考慮する．
- 泌尿器科疾患以外の婦人科疾患・便秘など消化器疾患との鑑別も大切である．

身体的所見と検査
- 下腹部の張り・圧痛の有無を評価，そして前立腺の圧痛の有無など直腸診を行う．
- 尿検査，尿培養，尿細胞診，直腸診，腹部超音波検査，膀胱鏡，CTなどでチェックする．

表1-10 下腹部不快感の鑑別診断

疾患名	診断のポイント
慢性膀胱炎	検尿で膿尿，細菌尿がみられ，時に血尿を伴うことがある 尿培養提出を忘れないこと
慢性前立腺炎	中間尿で膿尿を認めず，前立腺マッサージ後の初尿で膿尿を認める
間質性膀胱炎	排尿記録，膀胱鏡所見にて評価
膀胱結石	腹部超音波で高輝度の結石影を確認．KUB，CTで評価
膀胱腫瘍	腹部超音波で膀胱内腫瘍を確認．膀胱鏡で評価
尿閉	腹部超音波で尿緊満した膀胱を確認．水腎症も同時に評価

要注意事項

- 急性細菌性前立腺炎の可能性がある場合,前立腺マッサージは行ってはならない.
- 慢性前立腺炎の場合,症状の増悪,改善を繰り返すことが多いので,抗菌薬や対症療法薬を繰り返し使うことが多い.患者には難治性疾患であることを説明し,根気よく付き合っていくよう説明する.
- 慢性下部尿路感染では,原因微生物の抗菌薬耐性化が認められる.抗菌薬投与前の尿培養検査を行うこと.
- 常に慢性下部尿路感染以外の膀胱癌,膀胱結石,間質性膀胱炎の可能性を考え診察する.
- 尿閉の原因として前立腺肥大症,膀胱結石,神経因性膀胱など追加精査を必要とする.

〔田中勇太朗〕

4 会陰部痛

基本事項
- 陰部から肛門のあたり(会陰部)の痛み.
- 前立腺や尿道の疾患でみられる.

鑑別診断のポイント
- 急性細菌性前立腺炎,慢性前立腺炎(慢性骨盤疼痛症候群),尿道炎,尿道結石,前立腺癌が鑑別に挙がる(表1-11).
- 尿検査,直腸診,マッサージ後尿検査,血液検査,腹部超音波検査を行う.
- ただし,急性細菌性前立腺炎の場合,直腸診時に強く前立腺を圧迫すると菌血症を誘発する危険があり注意が必要.またPSAは異常高値を呈することがある.
- 慢性骨盤疼痛症候群は,鑑別疾患をすべて除外する必要がある.

表1-11 会陰部痛の鑑別診断

疾患名	診断のポイント
急性細菌性前立腺炎	高度の会陰部痛に発熱,排尿時痛,残尿感などを伴う
慢性前立腺炎 (慢性骨盤疼痛症候群)	デスクワークなど,長時間座位をとる患者に多い しばしば鼠径部や陰嚢痛を伴う
尿道炎	排尿時痛に外尿道口からの排膿
尿道結石	肉眼的血尿,突然の排尿障害
前立腺癌	持続する疼痛,排尿障害をきたすことがある

要注意事項
- 高熱を伴う場合,急性細菌性前立腺炎を念頭に治療を行う.
- 前立腺炎は慢性化や再燃をきたすことがあるため,抗菌薬治療をしっかりと行う.
- 急性細菌性前立腺炎は,尿閉を合併することがあるため,アルコール,風邪薬,鼻炎薬などは止めておくように説明する.
- 尿道炎などの性感染症を疑った場合,他者との性的接触を避けるよう指導する.
- 慢性前立腺炎(慢性骨盤疼痛症候群)に対しては,長時間の座位や下半身を冷やすようなことは避けさせ,適度な屈伸運動などを勧める.

(宇佐美雅之)

5 陰嚢痛

基本事項
- 陰嚢の痛みであり，外傷・炎症・血行障害・精巣白膜の急激な進展などによる．

鑑別診断のポイント
- 精巣上体炎，精巣捻転症（精索軸捻転症），精巣垂/精巣上体垂捻転，精巣炎，精巣外傷，精索静脈瘤，精巣腫瘍，尿管結石の放散痛が鑑別に挙がる（表1-12）．
- 最も重要なことは，精巣捻転症が否定できるかどうかである（➡227頁も参照のこと）．
- 症状出現時の状況，発症からの経過時間，疼痛の程度・変化，陰嚢部の腫脹の有無，発熱の有無，悪心・嘔吐の有無などを確認し，迅速な判断が必要となる．

問診
- いつから？ ➡ 突然，急に，寝ているときに．
- どこが？ ➡ 左右の陰嚢，患側の下腹部．
- どのように？ ➡ 持続的，間欠的．
- どのくらい？ ➡ 激しい疼痛～鈍痛．

検査
- 尿検査，血液検査，腹部・陰嚢部超音波検査，ドプラ超音波検査，造影MRI．

表1-12 急性陰嚢症の鑑別診断

疾患名	診断のポイント
精巣上体炎	発熱，精巣上体の腫脹・硬結・圧痛，炎症反応の上昇 ただし，小児の場合は精巣捻転症と鑑別することは困難
精巣捻転症	ドプラ超音波検査や造影MRIなどで精巣への血流が確認できず，精巣捻転症が否定できなければ，遅くとも6～12時間以内に緊急手術を行う 小児の場合，精巣捻転症の否定は極めて困難
精巣垂捻転，精巣上体垂捻転	精巣に著明な圧痛点と硬い腫瘤を触れることがあるが，ほとんどが緊急手術時の所見で診断 小児の場合は精巣捻転症と鑑別することは困難
精巣炎	流行性耳下腺炎（ムンプス）に伴う
精巣外傷	問診，視診から診断は比較的容易 ただし，外傷後の精巣捻転がありうるため注意

要注意事項

- 精巣捻転症が疑われる場合,
  ①発症から6～12時間以内に緊急手術による捻転解除が必要
  ②手術以外の方法で確定診断することは困難
  ③手術が不要な疾患(精巣上体炎など)である可能性もありうる
  ④血流が戻らなければ精巣摘除が必要
  ⑤健側の精巣固定術も行うことが望ましい
  ⑥男性不妊症の原因となる可能性があること
  などを説明し,緊急手術の準備を進める.

(宇佐美雅之)

6 精液の異常

1 血精液症

基本事項
- 精液は前立腺液と精嚢分泌液のなかに精子が存在しているもの．
- 血精液症は精巣上体，精嚢，前立腺などの性器のいずれかが損傷し，精液中に血液が混入している状態をいう．

鑑別診断のポイント
- 発症は30〜60歳と，性的活動期にあたる年代に多い．
- 警告となる徴候なしに発生し，原因を特定できないケース（特発性）が多い．
- 前立腺生検や精管結紮術後，数週間みられることもある．
- 特発性や医原性（前立腺生検や精管結紮後）のものは，自然軽快することが多い．
- そのほか，悪性腫瘍，結核なども鑑別として挙げられるが，非常にまれである．背景に血液疾患があったり，抗凝固薬が関係していることもあるので，既往歴や内服状況の確認も重要である．
- 血精液症の鑑別を進めるにあたって，精液検査，検尿，直腸診，精巣上体や精管の触診，超音波検査などを行う．場合によっては，PSA検査，MRI検査なども考慮する．
- X線検査にて，前立腺や精嚢に石灰化がみられることもある．
- 検査で異常がないことを確認できれば治療する必要はない．炎症がある場合，症状が長く続く場合には抗菌薬や止血薬，植物製剤を用いることもある．

要注意事項
- 通常，血精液症と妊孕能に関連はない．昔からいわれている"赤玉（血精液症）が出たら，もう種（精子）なし"かと尋ねられることがあるが，全く根拠がないことなのできちんと説明する．
- 悪性腫瘍の可能性も低いので，患者の不安を煽らないような態度が大切である．

（武田知樹）

7 腫瘍

1 腹部腫瘍

基本事項
- 腹部腫瘤とは，腹部の局所的な膨隆のうち触知することができる病的意義を持った腫瘤をいう．

鑑別診断のポイント
- 問診や理学的所見から腫瘤の発生部位（腹壁腫瘤，腹腔内腫瘤，後腹膜腫瘤）や臓器を推定して，各種画像検査・内視鏡検査を用いて診断を行う．他科の臓器に由来する場合は該当科に依頼する．

問診
- **年齢・性別**：小児，成人，高齢者．女性なら妊娠の可能性，月経について．
- **病歴**：腫瘤の出現時期と経過，外傷・腹部手術などの既往歴，服薬状況，遺伝性疾患では家族歴．
- **随伴症状**：疼痛，発熱，血尿，排尿の異常，消化器症状，黄疸，性器出血など．

理学的所見
- **視診**：心窩部，季肋部，臍部，側腹部，腸骨窩部，下腹部．
- **触診**：腫瘤の大きさ・硬さ・表面の性状，可動性・圧痛・拍動の有無．骨盤部の腫瘤なら直腸診も行う．
- **聴診**：血管雑音，腸雑音．

検査
- **血液・尿一般検査**，腎機能・肝機能検査，血清・尿アミラーゼ，炎症反応，腫瘍マーカー．
- **胸腹部単純X線**：異常陰影，胸水，ガス像，腫瘤の石灰化．
- **超音波，CT，MRI**：大きさ，由来臓器，内部の性状（充実性か嚢胞性か），周囲臓器との関係，境界の明瞭さなどを評価，必要なら造影を追加．
- **血管造影**：侵襲的だが，特に血管外傷には有用．治療も可．

鑑別診断（表1-13）
- 泌尿器科領域では，側腹部の腫瘤は腎・副腎・尿管などに由来し，

表 1-13 腹部腫瘤の鑑別診断

疾患名	ポイント
腎癌	腹部腫瘤にて発見される場合，進行していることが多い
腎血管筋脂肪腫	4 cm以上では自然破裂の危険性が上がる
単純性腎囊胞	経過観察でよい場合がほとんど
多発性腎囊胞	遺伝性．高血圧を発症し，腎不全に移行する
水腎症	先天性・後天性の鑑別や，尿路結石，泌尿器癌，後腹膜線維症（IgG4関連硬化性疾患などによる）の有無
腎膿瘍などの炎症性腫瘤	ドレナージを行うことが多い
副腎腫瘍，後腹膜腫瘍	CT，MRIにて診断されることが多い
尿閉	触診，超音波検査で診断でき，導尿か尿道カテーテルを留置する．前立腺肥大症，前立腺癌，神経因性膀胱などによる
膀胱タンポナーデ	大量出血し，凝血塊が膀胱内に貯留した状態．太いカテーテルを留置し，膀胱洗浄を繰り返して凝血塊を除去し，状況により持続灌流を行う．膀胱腫瘍によることが多く，前立腺肥大症，前立腺癌，放射線性膀胱炎などでも生じる
消化器領域	肝癌，胃癌，膵癌，大腸癌，胆嚢癌など
血管外科領域	腹部大動脈瘤，腸骨動脈瘤破裂など
産婦人科領域	卵巣腫瘍，子宮癌，子宮筋腫など．女性の下腹部腫瘤はまず妊娠を否定する
ガーゼオーマ	手術の既往のある患者では考慮する．1,000～1,500例に1例ほどの割合で発生するといわれている

正中の腫瘤は尿路性器の悪性腫瘍のリンパ節転移などである．
- 小児腹部腫瘤のほとんどは尿路および副腎由来で，囊胞性では腎盂尿管移行部（UPJ）狭窄による水腎症や囊胞腎，固形腫瘍では神経芽腫やWilms腫瘍が多い．

要注意事項
- まず緊急性の有無を判断する．他科領域の緊急手術を要するのであれば，速やかに該当科にコンサルトする．

（加藤　誠）

2 外陰部腫瘤

基本事項
- 外陰部腫瘤は，外陰部に触知された病的意義を持つ腫瘤と定義される．
- 特に陰嚢部腫瘤は，泌尿器科医にとって重要な症状の1つであり，緊急手術が必要なこともある．

鑑別診断のポイント
- 鑑別疾患とポイントを表1-14に示す．

問診
- 年齢：小児，成人，高齢者．
- 発症時期：以前から，数か月前から，数日前から，数時間前から．
- 既往歴：特に流行性耳下腺炎（ムンプス）．
- 随伴症状：疼痛，発熱，血尿．

理学的所見
- 視診：皮膚は赤く炎症の所見か，黒く変色し内部壊死を疑わせる所見か．
- 触診：大きさ，硬さ，可動性，圧痛．

検査
- 検尿：血尿，尿路感染．
- 採血：炎症反応，LDH，AFP，HCG-βなどの精巣腫瘍マーカー．
- 超音波検査：充実性か，嚢胞性か．精巣捻転症（精索軸捻転症）を

表1-14 外陰部腫瘤の鑑別診断

疾患名	ポイント
精巣上体炎	同時に疼痛，発熱を伴う
精巣炎	ほとんどが流行性耳下腺炎由来だが，まれに結核性，梅毒性もある
精巣捻転症	若年男性に多く，問診，触診は不確実になることもある．下腹部痛で来院することも多い．緊急手術が必要となる
精巣付属器捻転	精巣捻転症と症状は似ている
精索静脈瘤	皮膚からよく観察すると，血管の怒張がわかる
陰嚢水腫	光を当てて透光性を確認することが重要
精巣外傷	損傷が高度ならば修復または摘出が必要
精巣腫瘍	LDH，AFP，HCG-βなどの腫瘍マーカーのチェックは必要だが，正常なことも多い．可及的速やかに摘出し，組織診断することが重要

疑う場合は血流も確認．
- **下腹部MRI**：超音波検査に追加する場合も，できれば造影も行う．

要注意事項
- 緊急手術の適応となる精巣捻転症の診断を確実につけること（→ 39頁および227頁も参照のこと）．それでも迷うような症例では，躊躇なく手術に踏み切ってもよい．
- なお，発症からの時間，捻転の程度で精巣を摘出することがあると伝えておかなければならない．

（太田裕也）

8 その他の症候

1 発熱

基本事項
- 健常成人における体温は,体力や基礎代謝にもよるが,おおむね36.5℃前後.
- 感染症法では37.5℃以上を発熱,38.0℃以上を高熱と定めているが,大切なのは普段と比べて高いかどうかである.
- 同じ1日のなかでも最大で約1℃の違いがあり,同じ患者が同じ条件で計測した体温をみることが重要.
- 口腔内体温に比べて直腸温は約0.6℃高く,腋窩温は約0.3℃低い.

鑑別診断のポイント
- **間欠熱や稽留熱**:腎盂腎炎,腎膿瘍,膿腎症,腎周囲炎,前立腺炎,精巣炎,精巣上体炎など.
- **微熱**:悪性腫瘍,結核など.
- 尿路感染症,特に急性腎盂腎炎では,弛張熱(1日の体温差が1℃以上の変化をとるが,37℃以下にまでは下がらないもの)がみられることが多い.

要注意事項
- 高齢者では,炎症が高度でも発熱が軽微なことがあり,注意が必要である.
- 発熱のfocusを明らかにしたうえで,抗菌薬投与や原因へのアプローチを検討する.
- workupを行わずに抗菌薬の予防的投与をしたり,解熱薬をむやみに投与してはならない.
- 前立腺炎の急性期にマッサージを行うことは,菌血症を引き起こす危険性があり注意する.
- 極めて緊急性を要するものや,生命に危険を及ぼすものがあり,注意が必要である.患者には,必要に応じて尿管ステント留置や腎瘻造設などのドレナージを行うことや,入院加療の必要性についても説明する.

(杉野輝明)

2 高血圧(腎性,副腎性)

基本事項

- 高血圧とは,病院や健診施設などで測定した血圧値が,収縮期血圧 140 mmHg 以上または拡張期血圧 90 mmHg 以上(140/90 mmHg 以上)の状態と定義されている.
- 自宅で測定する家庭血圧では,収縮期血圧 135 mmHg 以上または拡張期血圧 85 mmHg 以上(135/85 mmHg 以上)とされる.
- 本邦の高血圧有病者数は約 4,300 万人にのぼり,そのうち 10％以上は二次性高血圧と考えられる.

鑑別診断のポイント

- 二次性高血圧のなかでは腎性高血圧が最多とされてきが,原発性アルドステロン症(primary aldosteronism;PA)や睡眠時無呼吸症候群がより多数みられることが報告されている.
- 腎性高血圧のうち,腎実質性高血圧は高血圧全体の約 2〜5％,腎血管性高血圧(→216頁)は高血圧全体の約 1％を占める.
- 若年の重症高血圧患者では,二次性高血圧の頻度が 50％以上となる.
- 腎性,副腎性の二次性高血圧を図にまとめた(図1-17,18).

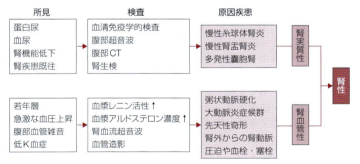

図1-17 腎性高血圧

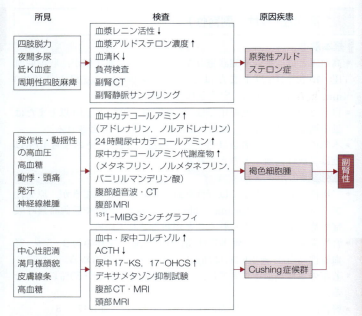

図 1-18　**副腎性高血圧**

要注意事項

- 二次性高血圧は高血圧をきたす原因が明らかなもので，頻度は少なくない．適切な治療により治癒が期待できる場合がある．
- 二次性高血圧は特徴的な症状や所見を呈する場合が多く，それらを見逃さずに適切な検査を行うことがポイントである．
- 重症高血圧や急激発症，若年発症，治療抵抗性の高血圧などは二次性高血圧の可能性が高く，特に注意が必要である．

［関連ガイドライン］
1) 日本高血圧学会高血圧治療ガイドライン作成委員会（編）：高血圧治療ガイドライン 2019．ライフサイエンス出版，2019

（杉野輝明）

第 2 章

検査法

尿検査

1 尿沈渣

適応
- 腎・泌尿生殖器疾患，時に全身の各臓器で起きている疾患の診断をするうえで必要不可欠な検査である．

方法
- 原則として早朝尿で検査するのが望ましい．
- 採尿前の激しい運動を避ける．
- 尿沈渣は採尿後4時間以内に行う．
- 1,500回転で10分遠心，上清を除き，残った沈渣をピペットで撹拌する．
- 400倍（high power field；HPF）で観察する．

ポイントと注意点

細胞

1 赤血球（血尿）（➔24頁も参照）
- 末梢血中の赤血球が腎・尿路生殖器（腎・尿管・膀胱・前立腺・尿道）の炎症，腫瘍，結石，あるいは糸球体腎炎などさまざまな原因によって尿に混入した状態を，血尿という．
- 定義は，小児と成人，性別で基準は変わらず，世界的に顕微鏡下で赤血球5個以上/HPFとすることが多い．
- 通常1Lの尿に1mLの血液が混入すると肉眼的血尿となる．
- 非糸球体由来では形態はほぼ均一であるのに対し，糸球体由来では変形赤血球がみられ，赤血球円柱や蛋白尿を伴う場合が多い．

2 白血球（膿尿）（➔26頁も参照）
- 白血球5個以上/HPFを認める場合，膿尿という．
- 膿尿は糸球体〜尿道のどこかでの炎症を意味する．

3 尿細管上皮
- 近位尿細管〜腎乳頭に障害が起きた場合に出現する．
- 急性尿細管壊死，腎盂腎炎，ネフローゼ症候群などで多数出現する．

4 扁平上皮
- 外尿道口より末梢に存在し,正常でも混入によりみられる.

円柱類
- 円柱とは,尿が濃縮される遠位尿細管や集合管で作られ,尿細管上皮から分泌されるムコ蛋白が尿細管を鋳型としてゲル状に固まったもの.
- 本成分のみからなる硝子円柱は無構造の円柱で正常でもみられるが,硝子円柱以外の尿への円柱出現は,円柱が固まる前に糸球体や尿細管から逸脱した細胞が取り込まれたものであり,病的である(表2-1).

結晶
- 正常でもみられるものにシュウ酸Ca結晶,リン酸Ca結晶,リン酸アンモニウムMg結晶,尿酸結晶がある.
- シスチン結晶は病的でシスチン尿症を示唆する.
- 結晶の量や組み合わせで疾患を示唆することがある(表2-2).

表2-1 尿中に出現する円柱

種類	評価
硝子円柱	細胞を含まず,健常人でもみられる
赤血球円柱	赤血球の糸球体または尿細管からの逸脱を意味する
白血球円柱	糸球体または間質・尿細管からの炎症を意味する
上皮円柱	尿細管障害を示唆する
顆粒円柱	細胞が変性し,蛋白が凝集して顆粒状となったものが含まれ,糸球体や尿細管からの細胞逸脱が多いことを意味する
脂肪円柱	コレステロールおよびコレステロールエステルからなる脂肪を含むもので,高度の蛋白尿で出現する

表2-2 結晶の種類・量と示唆する疾患

結晶の種類と量	疾患
多数の尿酸結晶と急性腎不全	横紋筋融解,腫瘍崩壊
多数のリン酸アンモニウムMg結晶	ウレアーゼ産生菌(Klebsiella, Proteusなど)が原因の尿路感染

(加藤大貴)

2 細菌培養

適応
- 尿路感染症の診断と治療において最も重要な検査.
- 尿の一部を培地にとり培養し,①尿中の細菌量,②細菌の同定,③薬剤感受性の3つを調べる.

方法
- 採尿法には,①中間尿採尿法,②カテーテル採尿法,③膀胱穿刺法がある.
- 採尿後室温に長時間放置すると尿中細菌が増殖するので,すぐに培養できない場合は4℃の冷暗所に保管する.
- 尿道カテーテルや腎瘻カテーテルなど,尿路にカテーテルが留置されている場合は,バッグ内の尿は培養に提出せず,カテーテルに流出する尿を採取して提出する.

ポイントと注意点
- 中間尿採尿法では,女性の外陰部の汚染菌の混入の可能性を考慮する.
- 有意の細菌尿とする基準は採尿法や疾患によって異なる(表2-3).
- **無菌性膿尿**:発熱,排尿時痛,腰背部痛など尿路感染を疑う症状を呈し,尿沈渣で多量の膿尿がみられるが尿培養で細菌の発育を認めないものを,無菌性膿尿という.結核,クラミジア,嫌気性菌,カンジダ,ウイルスなどを考慮し,ほかの培養法や検査法を行う.

表2-3 疾患別・採尿法別による有意な細菌尿

尿路感染症	尿路感染症の細菌数
急性単純性膀胱炎	女性:中間尿 10^3 cfu*/mL 以上
急性単純性腎盂腎炎	女性:中間尿 10^5 cfu/mL 以上
複雑性尿路感染症	女性:中間尿 10^5 cfu/mL 以上 女性:カテーテル尿 10^4 cfu/mL 以上 男性:中間尿 10^4 cfu/mL 以上
恥骨上からの膀胱穿刺尿	10^2 cfu/mL 以上

*cfu:colony-forming units.

(加藤大貴)

3 細胞診

適応
尿路悪性腫瘍を疑う場合.

方法
- **採取する尿**：長時間放置した尿は変性をきたしやすいので新鮮中間尿を用いる．早朝尿やカテーテル尿（膀胱鏡や導尿などの機械的操作）は細胞の変性をきたしやすいため控える．また造影剤の混入も偽陰性の要因の1つである.
- 約50 mLを1,500回転で10分遠心する.
- 上清を除去し，Papanicolaou染色を行う.
- 異型細胞の形態により，5段階もしくは3段階で評価する（表2-4）.
- 自然尿では浮遊細胞が少ないこともあるため，その際は生理食塩水で洗浄した液を用いることもある.

表2-4 尿細胞診の評価

5段階法	3段階法	異型細胞の形態
class I	陰性	異型細胞を認めない
class II		異型細胞を認めるが悪性ではない
class III	疑陽性	悪性か良性か判定困難な異型細胞を認める
class IV	陽性	悪性を強く疑う細胞を認める
class V		悪性細胞を認める

ポイントと注意点
- **腎細胞癌**：腎盂・腎杯に浸潤しない限り細胞が尿中に出ないため，その臨床的意義は低い．ただし，腎細胞癌か腎盂癌か迷う症例においては，細胞診の結果が診断に役立つこともある.
- **腎盂・尿管癌**：逆行性腎盂尿管撮影を行った際に，腎尿を採取し，細胞診を行う．カテーテル操作により，疑陽性が出ることもあるが，上部尿路の上皮内癌においては有用な手段である.
- **膀胱癌**：小さな単発腫瘍においては細胞診の陽性率は低いので注意が必要である．しかし大きな腫瘍や多発腫瘍では陽性率が高くなる．特に上皮内癌においては膀胱被蓋細胞が剥離しており，ほとんどの症例で陽性となるためその診断に有用である.

（永井　隆）

2 画像検査

1 腹部単純撮影（KUB）

適応
- 尿路結石を疑う症例の診断，または尿路結石症例に対するフォロー．
- 腰椎，仙骨の形態異常の確認．
- 尿路の異物，留置物の確認．

方法
- KUB は kidney, ureter, bladder の略であり，臥位でこれらの臓器をすべて含むような範囲とすることで，尿路系全体の状態が確認できる腹部単純撮影である．
- 実際は，11 肋骨から恥骨結合下縁までを撮影することで KUB となる．体格により上下 2 枚に分けることもある．

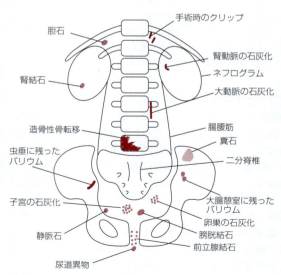

図 2-1 KUB でのさまざまな所見

- 立位撮影を追加することで，尿路が下垂することを利用して，尿路と尿路外の石灰化を判別することもある．

ポイントと注意点

- 臓器の輪郭（腎や腸腰筋など），骨（腰椎の変形，仙骨形成不全，骨転移像など），ガス像，石灰化，異物の有無を系統的に読影することが重要（図2-1）．
- ただし KUB だけでは診断に限界がある．読影の精度を高めるために，同時に CT を撮影し比較することで，尿路結石と尿路外の石灰化を確認することができる（図2-2）．それにより，以後は KUB だけでも尿路結石のフォローをより確実に行うことが可能になる．

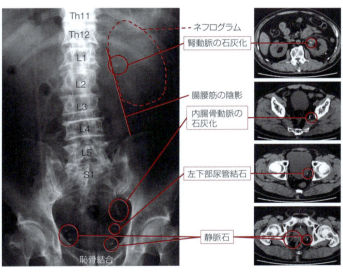

図2-2 **CT との比較による精度の高い KUB 読影**

（中根明宏）

2 静脈性尿路造影(IVU), 点滴静注腎盂造影(DIP)

適応
- 腹部超音波検査, CT, MRI では判別が難しい尿路の病変.
- 尿の流れによる尿路の変化を観察したい疾患.
- 一部の尿管結石症や閉塞性尿路疾患.

方法
- 造影剤を静注で投与する場合を IVU(intravenous urography), 点滴静注で投与する場合を DIP(drip infusion pyelography)という(図2-3). 前述の KUB の範囲で撮影する.
- 造影剤投与前に必ず KUB を撮影する. 事前に消化管の造影剤などが残存していないかなど, 検査に適した状態であることを確認する. また結石は造影剤投与後では判別困難になることも多いため, 比較としての単純撮影が必要である.
- **標準的撮影手順**:KUB 撮影後, IVU であれば5分, 10分, 15分, DIP であれば5分, 15分, 30分で撮影. その後必要に応じて, 長

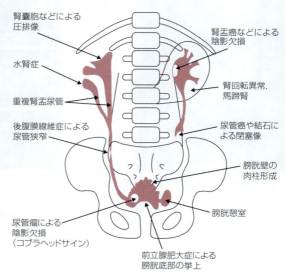

図 2-3 IVU でのさまざまな所見

時間経過後の撮影や，立位，排尿後のKUB撮影を追加．

ポイントと注意点

- IVU，DIPはCTに比べ被曝量が少ないものの，造影剤の投与が必要であることがリスクとなる．よって検査の必要性や目的を明確にして行うべき検査である．
- 検査の目的が達成されていなければ無意味な検査になってしまうため，必ず撮影された画像を確認しながら，検査を行うことが重要．決められた撮影法に追加して，さらに時間が経過した撮影や，体位や蓄尿の状態を変えた撮影の追加を指示する（図2-4）．
- 尿路を含めた腹腔内臓器全体の情報量であれば造影CTが優れているため，まず造影CTを撮影したあとに数枚のKUB撮影を追加することでCTと同時にIVUに近い撮影像による情報を追加することも可能である．

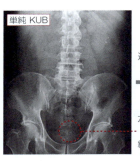
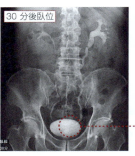
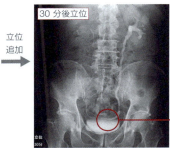
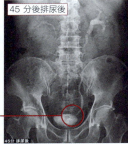

図2-4 DIPによる下部尿管結石の像

（中根明宏）

3 逆行性腎盂造影(RP)

適応
- ほかの画像検査で十分な尿路の情報が得られない症例.
- IVU, DIP が必要であるが, 造影剤が使用できない症例.
- 分腎尿採取や尿管カテーテル留置が必要な症例.

方法
- 膀胱鏡は硬性鏡を使用することが多いが, 軟性鏡でも可能. 男性に硬性鏡で行う際は疼痛管理目的に仙骨麻酔下に行うほうが無難である.
- 膀胱鏡下に患側尿管口に尿管カテーテルを挿入する. 主には KUB の位置での撮影となるが, 必要に応じ, 目的部位で拡大した撮影を行う. 単純撮影後, 造影検査を複数枚行う(図2-5).
- 必要な症例では造影前に尿細胞診や培養目的で腎盂尿を採取する.

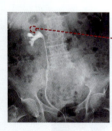

右上腎杯の欠損像
腎盂癌の疑い

図 2-5 右上腎杯欠損像による腎盂癌の診断

ポイントと注意点
- 尿管口がわからないと施行できない検査であるため, 高度の前立腺肥大症や神経因性膀胱では難易度が高い. 血尿による視野不良を起こさないように注意する. また尿管口を損傷するとカテーテル挿入できないため愛護的に行う.
- 尿管内でカテーテルを進める際にガイドワイヤーを先行させて行うことが多いが, 狭窄や蛇行している場合に損傷のリスクがあるため愛護的に行う.
- 造影剤注入時は, 空気を入れないように事前に抜いておくことと, 腎盂内圧を上げないようにゆっくりと行う.
- 外来で可能な検査であるが, 麻酔による一次的な下肢の脱力や, 尿路感染による発熱, 血尿をきたすこともあるので必ず事前に説明しておくことが重要である.

(中根明宏)

4 排尿時膀胱尿道造影(VCUG)

適応
- 成人にも行われることがあるが,小児泌尿器科領域で多用される.
- 膀胱尿管逆流(VUR),後部尿道弁・尿道憩室など尿道疾患,二分脊椎などに伴う神経因性膀胱,尿管瘤を疑った際に実施する.

方法
①事前に排尿をすまし,臥位をとる.
②4(新生児)～8(年長児以上)Frのアトム多用途チューブ,14～16 Frのサフィード®ネラトンカテーテル(成人)を尿道カテーテルとして用いる.
③残尿量を測定する.
④KUBを撮影する.
⑤オイパロミン® 150注200 mLなど(30%程度の造影剤)を100 cmの高さから自然滴下する.自然滴下が終わるか,排尿開始するまで注入を続ける.最大注入量を記録する.
⑥膀胱充満時,排尿時に撮影する.排尿時は必ず尿道が撮影範囲内に入るようにする.乳幼児では臥位斜位,年長の男児では立位斜位,女児では便器付き撮影台にて正面から撮影する.
⑦排尿直後,KUBを撮影する.

ポイントと注意点
- VUR診断の標準的な画像診断であり,VURの有無と国際分類によるgrade評価を行う(➡182頁参照).
- 後部尿道弁など尿道疾患の検索も必要であり,排尿時の斜位撮影により尿道を含めた下部尿路の評価を同時に行う.
- 膀胱の壁不整は膀胱内圧が高いことを示唆する.
- 乳幼児はいつ排尿するかわからないが,排尿直前に膀胱頸部が開いてくるのが参考となる.
- 推定膀胱容量は,
  - ▶2歳未満:体重(kg)×7 mL
  - ▶2～14歳:(年齢×30)+30 mL
  - ▶15歳以上:500 mL

である.最大膀胱容量が推定膀胱容量の2倍を超えても排尿がない場合には,神経因性膀胱が疑われ,ビデオウロダイナミクスが勧められる.

(加藤大貴)

5 チェーン尿道膀胱造影

適応

- 膀胱を支える骨盤底筋群，尿道括約筋，尿道の状態および膀胱の下垂の程度を調べる検査で，女性の腹圧性尿失禁や膀胱瘤の診断に用いられる．
- 尿道に金属の鎖（チェーン）を入れ，膀胱内に造影剤を入れたまま撮影する．
- 後部尿道膀胱角（図2-6の α 角のこと）の評価を行う．健常人で90〜100°だが，腹圧性尿失禁患者では100°より大きくなる．
- 膀胱下垂は軽度でも，立位になっただけで膀胱頸部が開大してしまうタイプは，内因性尿道括約筋不全のために尿失禁が起きる．

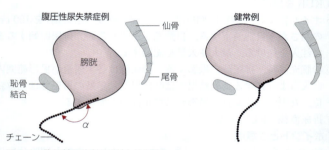

図2-6 腹圧性尿失禁症例（立位側面）

方法

①台にあお向けで寝て，チェーンカテーテルを入れて，造影剤を最大尿意まで注入する．排尿後であれば残尿量が確認できる．
②台を立て，立位で正面と側面（恥骨結合と仙骨を撮影範囲に入れる）を撮影．
③次に下腹部にぐっと力を入れ，力んだ状態で正面と側面を撮影．
④撮影が終了したら，写真を確認してチェーンを抜く．

ポイントと注意点

- カテーテル内にチェーンが入ったキットとなっているが，造影剤注入時にチェーンが絡まることがないよう，検査前にチェーンの先がカテーテルの先端側にあるか確認しておく．
- 腹圧性尿失禁がひどい患者は，力むと漏れてしまうので，怒責時

にうまく力めない（漏らさないようにしようとする）ことがあるため、検査台に吸水シーツなどを敷き、漏れても大丈夫だと安心させ、しっかり力んだ状態で撮影することが病態の評価のために重要である.
- 膀胱内に入れた造影剤は次の排尿のときに一緒に出てくるが、造影剤はべとつく感じがあることを説明し、検査後は飲水を促す.
- 腹圧性尿失禁には、①尿道過可動と②内因性括約筋機能不全（ISD）の2つの病態があり、この2つの病態がさまざまな程度にかかわって発症する：
  - **尿道過可動**：骨盤底筋群が脆弱化するため、尿道、膀胱が下垂し、後部膀胱尿道角は180°近くに開大する.
  - **内因性括約筋機能不全（ISD）**：尿道括約筋など、尿道自体の閉鎖機能が低下し、安静時でも膀胱頚部、近位尿道が開大する. 尿道がしっかりと閉鎖されていないため、軽度の腹圧上昇で尿失禁が起こる. 造影検査では膀胱頚部・尿道の開大がみられ、膀胱からチェーンが抜けかけている（図2-7）.

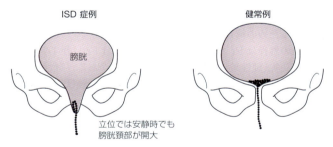

図2-7　ISD症例（立位正面）

（窪田泰江）

3 膀胱鏡検査

適応

- 下部尿路の病変に対して,直接の観察により診断・治療を行うための検査である.膀胱尿道鏡,あるいは膀胱鏡と呼ぶ.
- 経尿道的に行うものと,経皮的に造設した膀胱瘻などの瘻孔から行うものとがある.
- 血尿,尿路通過障害,尿路感染症の原因検索,異物や結石の確認,手術後の定期経過観察,生検やカテーテル操作が必要な場合などに施行される.
- 診断される疾患は,尿路の腫瘍,異物,結石,憩室,狭窄,炎症,前立腺肥大症,腸管や腟との瘻孔などである.

方法

内視鏡の構成

- 光源装置からケーブルを通過してきた光を観察対象に当てるための構造,内腔を水で満たすための構造,そして鉗子類を挿入して操作するための構造から構成される.
- 内視鏡の外径は Fr で表す(Fr:フレンチ.1 Fr は径 1/3 mm).
- 硬性膀胱鏡(硬性鏡)と軟性膀胱鏡(軟性鏡)がある.硬性鏡は血尿があっても視野の確保が比較的容易だが,軟性鏡は尿道内麻酔が不要という特徴がある(表2-5).

麻酔法

- 硬性鏡を行う際には,男性では尿道内麻酔が必須である.外尿道口から冷蔵保存の麻酔薬含有ゼリー(キシロカイン® ゼリーなど)20 mL を 10 秒以上かけてゆっくりと注入し,10 分程度待つ.無理に圧力をかけると出血や菌血症の原因となるので注意する.

表2-5 硬性鏡と軟性鏡のそれぞれの特徴

	男性	女性
硬性鏡	尿道内麻酔は必須 体位:砕石位	麻酔:不要 体位:砕石位
軟性鏡	麻酔:不要 体位:仰臥位もしくは砕石位	麻酔:不要 体位:仰臥位もしくは砕石位

- 前投薬として，NSAIDs（ボルタレン®坐剤など）を用いることもある．また，強い疼痛が想定される場合は，仙骨硬膜外麻酔や腰椎麻酔を行う場合もある．

硬性鏡

- ベンザルコニウム塩化物などの消毒薬で外尿道口を消毒し，麻酔を行ったのちに内視鏡を挿入する．
- 灌流液は通常，生理食塩水を使用する．
- 男性の場合，直視下での挿入法とブラインドでの挿入法がある．

(1) 尿道内の観察

① 陰茎を真上に引き上げながら，外尿道口より前部尿道に挿入し，左手で陰茎と外筒を固定して，内筒を抜き，0～12°の光学視管を挿入して直視下で尿道内腔を観察しながら進める．

② 膜様部尿道を確認した際には，先端の反った部分（ビークと呼ばれる）を尿道12時に引っかけて，そこを起点として陰茎とともに内視鏡全体を下へ移動させて，ゆっくりと押し込む．

③ やや上方を見るようにして後部尿道から膀胱内へ進める．

- この挿入手技に習熟すれば，ブラインドでの挿入も可能となる．しかし，尿道の情報が十分でない場合や，著明な前立腺肥大を認める場合には，偽尿道のリスクがあるため，直視下での挿入を心がける．

(2) 膀胱内の観察

① 30～70°の内視鏡を挿入し，灌流液を注入していく．

② 最初は遠景で観察を行い，膀胱粘膜のひだがなくなってきた段階で，灌流液を止める．

③ 内視鏡の軸を動かさずに回転させて，粗大な異物や腫瘍の有無を観察する．

④ その後，内視鏡の観察角度を考慮に入れながら（図2-8），見落としのないようにくまなく膀胱内を観察する．

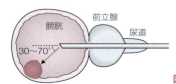

図2-8 膀胱内観察における注意点

- 膀胱頚部は前立腺肥大がある場合には観察がしづらいので，光学視管を 70〜120°に変更する．
- 前壁は患者の下腹部を圧迫して観察することもある．

軟性鏡
- 手元のレバーによる上下の彎曲動作と，内視鏡本体の回転動作を組み合わせることで，内視鏡の先端を自在な位置に動かして観察を行う．
- 挿入はすべて直視下であり，男性の場合は硬性鏡の挿入と同様に，先端をやや上方を見るようにして後部尿道から膀胱内へ挿入するように心がける．

ポイントと注意点

- 挿入時に抵抗があるときは，必ずブラインド操作は避ける．尿道をしっかりと観察しながら挿入し，狭窄を認める場合にはガイドワイヤーを用いて，ブジーなどを行ってから，膀胱内の観察を行う．
- 検査前に細菌尿を認める場合は，膀胱鏡後に菌血症が 20〜50% 発生するといわれており，あらかじめ抗菌薬の投与を考慮する．
- 侵襲を伴う検査であるが，膀胱鏡でなければ診断・治療ができない疾患の可能性があることを患者に十分に理解してもらう．疼痛が強いときはいったん中止して，改めて腰椎麻酔や全身麻酔での検査を考慮することも選択肢である．
- 頻度は少ないものの，出血や感染，偽尿道といった合併症のリスクがあるため，対処法も含めて十分に説明する．

（内木　拓）

4 尿流動態検査

1 尿流測定(UFM)と残尿測定

適応
- 排尿障害を有するすべての患者が対象となる．

方法

尿流測定

- できる限り，プライバシーが確保された状態で検査を行う．
- 十分に蓄尿した状態(150 mL 以上が望ましい)で尿流測定装置に向かって排尿する．
- 自動的に尿流曲線，最大尿流率(Qmax)，平均尿流率(Qave)，排尿時間，排尿量などのパラメータが記録される．
- 図2-9のようにさまざまなパターンがあり，波形から原疾患を推測する．

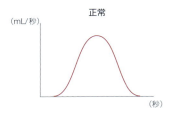
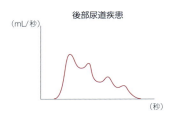
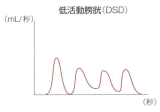
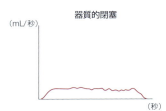

図2-9 尿流測定の代表的なパターン
(八竹直：尿流測定の臨床的意義について．泌尿紀要 27：1019-1024，1981 より改変)

残尿測定

- 排尿直後に膀胱に残った尿量を測定する.
- 尿道カテーテルを用いて導尿を行い測定する方法と,超音波検査によって測定する方法(図2-10)があるが,非侵襲的な超音波検査による測定が推奨される.

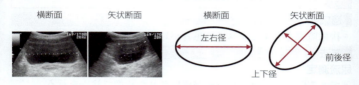

$$残尿量(mL) = \frac{左右径(cm) \times 上下径(cm) \times 前後径(cm)}{2}$$

図2-10 超音波検査による残尿量測定法

ポイントと注意点

- 日常生活での排尿とは違うため,通常より悪い排尿状態となることがある.複数回行って評価することが必要.
- 膀胱過充満になると膀胱収縮力が低下する場合があるため,最大尿意まで我慢する必要はない.
- 各パラメータは同一個人によっても膀胱の蓄尿量によって異なり,年齢差,性差もあるため,正確な意味での正常値は存在しない.
- 泌尿器科専門医の診療を必要とする残尿量は100 mL以上とされている.

(濱川　隆)

2 膀胱内圧測定

適応

- 膀胱機能障害が疑われる患者.
- 蓄尿時の膀胱内圧と膀胱容量を測定し,膀胱の蓄尿機能を評価する.

方法(図2-11)

①検査前に導尿を行い,膀胱を空虚にしておく.
②圧媒体として生理食塩水を用いる.
③圧媒体注入と膀胱内圧測定用に5〜12 Fr のダブルルーメンカテーテルを用いる.
④直腸内圧測定用カテーテルを用いて直腸内圧を測定する.
⑤媒体注入速度は,成人では50 mL/分程度で行い,小児では10〜30 mL/分程度の速度で行う.
⑥媒体を注入し最大尿意に達したのち,誘発試験を行い,蓄尿機能を評価する.

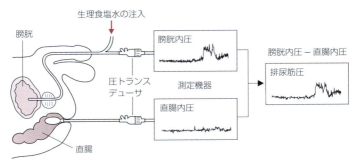

図2-11 膀胱内圧測定

ポイントと注意点

- 圧媒体として CO_2 ガスが用いられることもあるが,膀胱に対する刺激性や微少な圧変化がとらえられないため推奨されない.
- 膀胱内圧は腹圧の影響を受けるため,必ず直腸内圧測定用カテーテルを用いて排尿筋圧を評価する(膀胱内圧=排尿筋圧+直腸内圧).

(濱川 隆)

3 内圧尿流検査(pressure-flow study)

適応

- 蓄尿障害，排尿障害を有するすべての患者が検査の対象となるが，少なからず侵襲を伴うため適応を十分に検討する．

方法

①膀胱内圧測定と同様にカテーテルを挿入する．
②排尿時の膀胱内圧測定を行うため，膀胱瘻造設，あるいは経尿道的カテーテル留置による膀胱内圧測定を行う．
③排尿状態の評価のために尿流量測定を行うため，尿流測定装置を接続する．
④得られたパラメータを Abrams-Griffiths ノモグラム，ICS ノモグラム，Schäfer ノモグラム(図2-12)などを用いて，閉塞度，排尿筋機能を評価する．

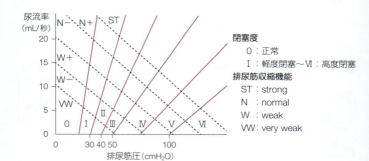

図 2-12 Schäfer ノモグラム

閉塞度
0：正常
Ⅰ：軽度閉塞〜Ⅵ：高度閉塞

排尿筋収縮機能
ST：strong
N ：normal
W ：weak
VW：very weak

ポイントと注意点

- 本検査では，排尿時の尿流率(flow rate)と排尿筋圧(Pdet)を評価し，下部尿路閉塞の程度，膀胱収縮機能の評価が可能である．通常と全く異なる状態での排尿となるため，解釈には注意を要する．
- アーチファクトが入りやすい検査であり，常に一定の方法で検査ができるような環境の整備と技術の修練が重要である．

(濱川　隆)

5 尿失禁テスト（パッドテスト）

適応
- 腹圧性尿失禁を疑う患者．

方法
- 標準的な方法として，国際禁制学会(International Continence Society；ICS)の1時間法がある（表2-6）．
- 本法による尿失禁量は，検査時の蓄尿量，利尿状態，排尿筋圧，腹圧負荷の程度に左右されるもので，絶対的な重症度判定のパラメータとはならないが，腹圧性尿失禁の有無や重症度をある程度定量的に評価できる検査法である．

表2-6 1時間パッドテスト

0分	開始	
	パッド装着．500 mLの水を15分以内で飲み終える．	
	椅子またはベッド上で安静を保つ．	
15分	歩行を30分続ける．1階分の階段の昇り降り．	
45分	椅子に座る立ち上がる10回，強く咳込む10回，1か所を走り回る1分間，床上のものを腰をかがめて拾う5回，流水で手を洗う1分間．	
60分	終了	
	使用前のパッド重量(A)：＿＿＿ g	
	60分後のパッド重量(B)：＿＿＿ g	
	失禁量(B−A)：＿＿＿ g	
	テスト終了時排尿量：＿＿＿ mL	
尿失禁判定	2.0 g以下 ：尿禁制	10.1〜50.0 g：高度
	2.1〜5.0 g ：軽度	50.1 g以上 ：極めて高度
	5.1〜10.0 g：中等度	

ポイントと注意点
- 潜在的な不安定膀胱を有する症例では，腹圧負荷に誘発された切迫性尿失禁に注意する．
- 1時間法はある程度の運動能力を条件とするため，高齢者や障害者には不向きである．
- 2〜3回の尿失禁の最大値が2.1 g以上なら病的で，10.1 g以上なら積極的な手術療法を勧める．

（太田裕也）

6 生検

1 腎生検

適応
- 蛋白尿・血尿の精査(急性糸球体腎炎やネフローゼ症候群の診断).
- 画像診断が困難な腎腫瘍,小型腎癌.
- 機能低下をきたした移植腎.

方法

経皮的針生検(超音波ガイド下生検)

① 腹臥位にて,腹部に枕を入れて腰部を挙上する.
② 超音波で穿刺部位を確認し(正中より約4横指外側が目安),生検針刺入部を中心に広く消毒する.
③ 超音波ガイドに沿ってカテラン針を刺入し,皮下組織から腎皮膜まで十分に局所麻酔する.同時に穿刺部位までの深さを把握する.
④ 皮下に小切開をおき,生検針を刺入する(図2-13).腎皮膜まで生検針を刺入したのち,深呼吸にて腎が最下方に位置したところで息止めさせて組織を採取する(腎下極を穿刺すること).
⑤ 腎組織を2~3本採取し,穿刺部位を圧迫止血する.
⑥ 検査後は6~12時間,仰臥位でベッド上安静とする.

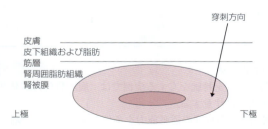

図 2-13 生検針穿刺方向
(鈴木 泰,他:腎生検ガイドブック 第V章 腎生検組織採取法と合併症対策.日腎会誌 47:487-490,2005 より転載)

開放生検

①全身麻酔下，側臥位ジャックナイフ位にて行う．
②12肋骨下端から約1横指下を2〜3 cm皮膚切開する．
③筋膜を切開，筋を剥離し腎下極表面を露出する．
④腎組織を3〜4本採取し，穿刺部位を圧迫止血する．
⑤筋膜，皮下脂肪，皮膚を縫合し閉創する．
⑥術当日はベッド上安静とする．

ポイントと注意点

- 出血傾向，敗血症，腎実質の感染症がある場合や多発性嚢胞腎症例への腎生検は禁忌である．
- 低侵襲，低コストな経皮的腎生検が主流であるが，単一機能腎や患者の安静が困難な症例など安全性が確保できない場合は，開放生検を考慮する．
- 血尿，腎周囲血腫などの出血合併症に注意が必要であり，約0.2%の症例で輸血や外科的処置が必要となる．
- まれではあるが，重篤な合併症として肺血栓塞栓症を起こすことがあるため注意を要する．

(長谷部憲一)

2 膀胱生検（経尿道的生検）

適応

- 尿細胞診の所見などで膀胱腫瘍の存在が強く疑われるが，膀胱鏡で腫瘍が認められない患者．
- 膀胱上皮内癌や多発膀胱腫瘍．
- 間質性膀胱炎などの良性疾患診断．

方法

①全身麻酔下もしくは脊椎麻酔下に砕石位で施行する．
②内視鏡下生検鉗子を用いて，三角部，後壁，両側壁，頂部，前壁，膀胱頚部，前立腺部尿道などを系統的に生検する（図2-14）．
③生検後，電気凝固で止血する．
④カテーテルを留置して終了（生検翌日に抜去可）．

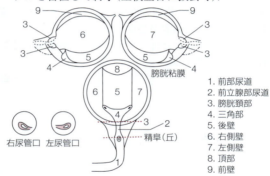

図2-14 膀胱の解剖
〔日本泌尿器科学会，他（編）：腎盂・尿管・膀胱癌取扱い規約，第2版．金原出版，p14，2021 より転載〕

ポイントと注意点

- 両側尿管口の位置，頂部に溜まる空気を指標として生検部位の位置関係をしっかり把握する．
- 止血をこまめに行い，良好な視野のもとで生検する．
- 生検鉗子で膀胱組織を過度に深層まで採取して，穿孔しないように気をつける（あくまで，粘膜病変の診断が主たる目的である）．
- 患者説明のポイント：生検終了後，出血が高度な場合には，再度内視鏡下で止血する可能性があることを事前に説明する．

（磯谷正彦）

3 前立腺生検

適応

- PSA スクリーニングや直腸診,MRI などで前立腺癌が疑われる患者.
- 前立腺癌の治療中,または監視療法中の患者に対して,治療効果判定や病状を把握するために行う.

方法

①経直腸的超音波(TRUS)ガイド下に,経直腸的または経会陰的に行うことが多い.最近では MRI 画像と TRUS 画像と同期させて,癌検出率を上げる方法(MRI 標的生検)が行われてきている(図2-15).

②脊椎くも膜下麻酔(サドル麻酔),仙骨硬膜外麻酔,局所麻酔または無麻酔下に,砕石位で施行する(側臥位で行われている施設もある).

> **経直腸的生検**:無麻酔または局所麻酔(1〜2%リドカイン).
> **経会陰的生検**:仙骨麻酔または会陰部からの局所麻酔(1〜2%リドカイン).

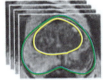
MRI 画像
MRI 上の前立腺輪郭から3次元モデルを作成

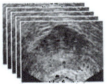
超音波画像
3 次元モデルに超音波が合うように調節

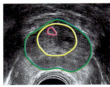
MRI-超音波同期画像

緑線:前立腺外腺の輪郭
黄線:前立腺内腺の輪郭
赤線:標的腫瘍の輪郭

標的部位を生検する

図 2-15 MRI 標的生検(BioJet システムを用いた前立腺生検)

➤MRI 標的生検：サドル麻酔(高比重ブピバカイン 1〜2 mL).
③生検部位の妨げにならないように，陰囊をガーゼで上方に固定する．
④会陰部，肛門周囲を消毒する．
⑤直腸診，TRUS で前立腺の診察を行う．
⑥TRUS ガイド下に生検針(16 G または 18 G)を進め，前立腺組織を生検する．標準的な 6 か所に辺縁領域外側 4〜6 か所を加えた，10〜12 か所の生検が推奨される．
⑦穿刺部位を圧迫止血する．経直腸的生検では，直腸からの出血がないかを十分に観察する．

ポイントと注意点

- 患者の不安と羞恥心を考え，また超音波画像の視認のしやすさから部屋を少し暗くする．
- 直腸診や TRUS の挿入時には，患者に口呼吸を促し，肛門括約筋の緊張を和らげる．
- 直腸出血の発生率は 1〜37％である．多くは軽微であるが，重篤な出血をきたすことがあるため，直腸からの出血が認められる場合には，指で圧迫止血を行う．重篤な場合には，縫合止血が必要となることもある．
- 生検後の敗血症の発生率は 0.1〜3.1％である．予防的抗菌薬投与は，感染症リスクの低い患者に対しては，キノロン系経口抗菌薬の単回投与が推奨されている．近年，フルオロキノロン耐性大腸菌の増加が報告されており，直腸スワブ培養に応じた選択的な抗菌薬投与が推奨されてきている．

[関連ガイドライン]
1) 日本泌尿器科学会(編)：前立腺がん検診ガイドライン 2018 年度版．メディカルレビュー社，2018

(濱本周造)

4 精巣生検

適応
- 組織学的に精子形成能を評価する必要がある場合に行う.
- 無精子症の診断目的のみで行うことはまれで,顕微鏡下精巣内精子採取術の際に同時に行う.

方法
① 局所麻酔に精索ブロックを併用.
② 陰嚢皮膚を切開し,ダルトス筋膜,総鞘膜を切開し,精巣を脱転する.
③ 精巣をしっかり把持し,白膜に 3～4 mm の切開を加える.
④ 精巣を軽く圧迫すると精巣実質が少量押し出されるので,これを眼科用剪刀で採取する(図 2-16).
⑤ 白膜を吸収糸で結節縫合,総鞘膜およびダルトス筋膜を別々に縫合し閉創する.

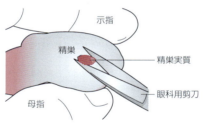

図 2-16 **精巣生検**

ポイントと注意点
- 各々の精細管における精子形成能は Johnsen スコア(表 2-7 ➡ 次頁)を用いて定量的に評価する.
- 標本全体の精子形成能は 5 つの組織診断に分類する(表 2-8 ➡ 次頁).

表 2-7 Johnsen スコア

スコア	精細管の組織所見
10	多数の精子を認める完全な精子形成がある. 精細胞の層構造は厚く, 規則正しく配列しており, 内腔を認める
9	多数の精子を認めるが, 精細胞の構造が不規則で, 内腔が狭い
8	精細管内に精子が 5～10 個ある
7	精子を認めないが, 精子細胞は多数ある
6	精子を認めないが, 精子細胞は 5～10 個ある
5	精子・精子細胞を認めないが, 精母細胞が多数ある
4	精子・精子細胞を認めないが, 精母細胞が数個ある
3	精祖細胞のみ認める
2	精細胞が欠如し, Sertoli 細胞のみ認める
1	精細管内に細胞成分を認めない

50～100 個の精細管それぞれにスコアをつけ, その平均値を Johnsen スコアとする.

表 2-8 標本全体の精子形成能の分類

組織診断	組織所見
normospermatogenesis	正常な精子形成
hypospermatogenesis	正常な精子形成が観察される精細管を認めるが, その数が少ない
maturation arrest	精子細胞を認めるが, 精子まで分化していない
Sertoli cell only syndrome	精細胞がみられず, Sertoli 細胞のみが存在
hyalinization	精細管構造を認めない

(野崎哲史)

7 精液検査

適応

- 男性不妊症の検査として必須.
- 抗がん剤投与前の精子保存や低ゴナドトロピン性性腺機能低下症などの治療効果判定にも用いる.

方法

- 禁欲期間は2日以上7日以内.
- 精液検査は1か月以内に少なくとも2回行う.
- 採取した検体は室温～37℃で搬送.採取後,30分～1時間で検査を行う.
- シリンジによる精液量の測定はロスが大きいため,秤量測定が望ましい.
- 精子濃度と精子運動率の測定は別々に行う.
- Makler計算盤は広く普及しているが信頼性が低いため,Truk血球計算盤などを用いる.

ポイントと注意点

- 基準値を表2-9に,精液性状の分類を表2-10に示す.

表2-9 精液検査の基準値(WHO2021)

項目	基準値
精液量	1.4 mL 以上
精子濃度	16×10^6/mL 以上
総精子数	39×10^6 以上
前進運動率	30% 以上
総運動率	42% 以上
正常形態率	4% 以上

表2-10 男性不妊症の原因となる精液性状

分類	定義
無精子症 (azoospermia)	射出精液中に精子が存在しない
乏精子症 (oligozoospermia)	16×10^6/mL 未満
精子無力症 (asthenozoospermia)	運動精子が 42% 未満
奇形精子症 (teratozoospermia)	正常形態率が 4% 未満

(野崎哲史)

第 3 章

処置と
トラブル対処法

1 カテーテル

1 カテーテルの種類と用途

基本事項
- 図3-1に尿路に使用する主なカテーテルの種類を示す.
- 太さ(外径)の単位をFr(フレンチ)といい,3Fr=1mmである.
- 表3-1にその特徴と用途を示す.

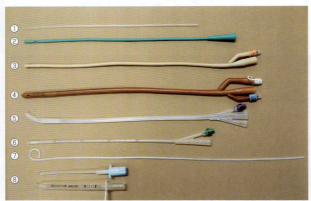

図3-1 カテーテルの種類
①〜⑧の番号は表3-1に対応する.

表 3-1　カテーテルの特徴と用途

カテーテルの種類	特徴	用途
①ネラトンカテーテル	シリコン樹脂製などで，先端が鋭くないカテーテル	導尿，自己導尿（使い捨て用），薬液注入など
②三孔先穴カテーテル（ファイコンカテーテル）	シリコンゴム製のカテーテルで，先端開孔，側孔2穴となっている	腎瘻患者の体外への導尿，術後のドレーン，留置導尿および洗浄液の注入など
③フォーリー2 way型バルーンカテーテル	尿の流出路と固定水注入路の2チャンネル式	膀胱内カテーテル留置
④フォーリー3 way型バルーンカテーテル	尿の流出路と固定水注入路，灌流液注入路の3チャンネル式	膀胱内持続膀胱洗浄（血尿時），薬液注入
⑤チーマンカテーテル	先端が細く，硬度があり，屈曲している	膀胱内カテーテル留置（前立腺肥大などにより挿入困難がある患者に使用）
⑥腎盂バルーンカテーテル	三孔先穴カテーテルで，ガイドワイヤーを利用して留置できる	腎盂内カテーテル留置
⑦ピッグテールカテーテル	先端がJ型で，ガイドワイヤーで伸ばして挿入する	腎盂・膀胱へのカテーテル留置
⑧自己導尿用カテーテル	再利用型は消毒ケースに入れて使用し，通常1か月で交換	自己導尿

（窪田泰江）

2 腎瘻造設

適応
- 尿管の閉塞や狭窄を合併した腎後性腎不全の解除，水腎症に対する尿流路の確保，急性腎盂腎炎のドレナージや経皮的腎結石砕石術のトラクト形成を目的として造設.

方法

(1) 体位
- 腹臥位で施行する.
- 腹部に枕を挿入して肋骨下縁を開大し，また腎の移動を制限し，穿刺を容易にする.
- 体位を最終決定する前に超音波で穿刺部位を確認する.

(2) 穿刺部位
- 目安は後腋窩線上となる.
- 背側寄りはカテーテル管理が困難となり，前側方寄りは腹腔・腸管合併症の可能性が高まる.
- 肋骨近傍の際は肋骨中点より外側で穿刺し胸膜損傷を避ける.
- 肋骨下縁直下には肋下動静脈・神経があり避ける.
- 腎杯穿刺は出血が少なくリスク軽減になり，中下腎杯背側の後腎杯を狙う.

(3) 局所麻酔・皮膚切開
- 局所麻酔薬(1%リドカイン)で皮膚・皮下はもとより，穿刺ライン上の筋膜にも麻酔を行う.
- 剪刀で皮膚皮下切開および筋膜切開を行い，モスキート鉗子などで拡張を行う.

(4) 穿刺
- 超音波ガイド下に本穿刺を行う．息止めは状況に応じて行い施行する.
- 腎杯まで針を進めたら，穿刺針からの尿流出を確認し，造影剤を注入し腎盂腎杯を確認する．造影剤はガイドワイヤーが視認しやすいように薄めにして注入する.
- ガイドをできれば尿管内に挿入し，筋膜ダイレーターでトラクトの拡張を行う.

(5) カテーテル留置
- 拡張径より2Fr細いカテーテルを留置することが多い.

- 留置困難なときは再度拡張を行うかカテーテルサイズを細くすることで対応する．初回はしっかり固定をして抜けないようにする．

ポイントと注意点
- 緊急で行うことが多いが，落ち着いて基本に従い留置することが大事である．
- 腎瘻トラクト拡張時はガイドワイヤーを曲げないように注意し筋膜ダイレーターをゆっくり回転させるように入れるとよい．

トラブル対処法
- 腎出血時はタンポナーゼ止血やカテーテル牽引固定で止血を図る．輸血となる可能性もあるので患者説明時にあらかじめ説明する．
- 意図せず抜けてしまった場合は数時間以内であればトラクトからの再留置が可能であるので待たずにすぐに行う．腎瘻を留置してもアシドーシスが著明な場合は一時透析を考慮する．

〈小林隆宏〉

3 膀胱瘻造設

適応
- 尿道カテーテル留置困難な急性尿閉の場合(尿道狭窄,尿道異物,前立腺肥大症,前立腺癌など).
- 尿道カテーテル留置が望ましい場合(尿道外傷,急性前立腺炎など).

方法
① 超音波検査で,膀胱内の十分な尿貯留と腸管,前立腺の位置を確認する.
② 恥骨結合上2横指の正中を確認し穿刺部位を決定する.同部位に1%リドカインで局所麻酔を行う(この際,超音波下で膀胱に試験穿刺しておくと本穿刺時の手技をイメージすることができる).
③ 超音波下で,腸管や前立腺の位置を再度確認し,尖刃メスで穿刺予定部に小切開を加える(筋膜まで切開).皮膚に対して垂直にキットの穿刺針を挿入し(図3-2),穿刺針先端が膀胱内に入ったことを確認する.
④ さらに2〜3 cm穿刺針を進め,尿貯留を認める膀胱内の中央付近で膀胱尿の流出を確認し,ガイドワイヤー下に拡張したのちにカテーテルを留置する.

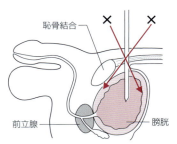

図3-2 膀胱穿刺
恥骨結合上2横指の正中部位に,皮膚に対して垂直に穿刺する.

ポイントと注意点

- 下腹部手術の既往がある場合は，予期せぬ腸管損傷の危険性があるため注意を要する．
- 膀胱内に十分な尿貯留を認めないと腸管損傷の危険性があるため，十分な尿貯留を確認してから行う．
- 本穿刺後，拡張の際に大量の尿が流出すると，膀胱が収縮して穿刺針が膀胱から抜ける可能性があるため，穿刺針の内筒を抜いたあとは，指で尿の流出口を塞ぎ，速やかに操作を行う．

トラブル対処法

- 造設がうまくいかないときは透視下で確認する（最初から透視下で行う）．
- 緊急性がある場合，腸管損傷の可能性が高い場合，鎮静が必要である場合は小手術として小切開を加え膀胱前腔まで剝離し膀胱を確認して直接カテーテルを留置する（脊椎麻酔，全身麻酔も考慮する）．
- 尿流出によるカテーテル留置が困難な場合は，尿貯留を待って再度やり直す．

（藤井泰普）

4 尿管カテーテル留置

適応
- 尿管閉塞による腎機能障害改善のため．
- 尿管閉塞による急性腎盂腎炎の治療のため．
- 手術時の尿管損傷を回避するための事前処置．

方法
① 女性は無麻酔，男性は仙骨硬膜外麻酔を行う．
② 透視下で，膀胱鏡を用いてガイドワイヤー，尿管カテーテルを尿管内へ挿入する．
③ 腎盂尿管を造影し，適切な長さの尿管ステントカテーテルを留置する．

ポイントと注意点
- しっかり力を伝えるには，膀胱鏡を尿管口の近くでしっかり固定し挿入する．
- 閉塞部位より頭側が造影されないときは，尿管ステント留置はあきらめる．

トラブル対処法
- 尿管口がわからないときは？
  → インジゴカルミンを静注し，流出部位を確認する．流出がないときはあきらめる．
- 尿管の屈曲が強くて，ガイドワイヤーが入らないときは？
  → ガイドワイヤーを，ストレートからアングルに変えてみる．
- 尿管を損傷してしまったときは？
  → 緊急を要さないときは，後日腎瘻を考慮する．
- 膀胱側が尿管内に入ってしまったときは？
  → あわてず後日，硬性尿管鏡を用いて尿管ステントを膀胱内に引き出す．
- 尿管ステントカテーテルによる刺激症状が強いときは？
  → 腎機能がよければ NSAIDs 坐薬を投与する．刺激が強いときは，ステント抜去を考慮する．

(松山奈有佳)

5 導尿,尿道カテーテル留置

適応
- **急性尿閉**:尿道損傷,尿道狭窄,尿道異物,前立腺肥大症,前立腺癌,凝血塊による膀胱タンポナーデ.
- **慢性尿閉**:排尿障害による高度な残尿,下部尿路閉塞による腎後性腎不全.
- **周術期**:泌尿器科手術,長時間手術.
- 重症患者の尿量を正確に把握したい場合.
- 終末期ケアの快適さの改善を目的にした場合.

方法
① 患者・家族に尿道カテーテル留置の必要性を説明する.
② 尿道カテーテルのバルーンが損傷していないことを確認する.
③ 陰部を消毒し,カテーテル先端に潤滑油をつける.
④ 外尿道口からゆっくりとカテーテルを挿入する.
⑤ カテーテルから尿が出始めたら,さらに 3~5 cm カテーテルを挿入する.
⑥ バルーンに固定水を注入し,カテーテルを皮膚に固定する.
- 男性の場合は陰茎を 45~90°の角度で持ち上げるように引っ張ることが重要.
- 男性の場合,約 15~20 cm の挿入で尿の流出が認められる.女性は約 4~6 cm.
- カテーテル挿入時の疼痛で尿道括約筋が締まってしまう場合には,患者に深呼吸をさせて呼気時にあわせて挿入をする.

ポイントと注意点
- **カテーテルサイズの選択**:
  - カテーテルの外径が大きくなるほど患者の苦痛は大きい.
  - カテーテルの外径が大きくなるほど尿道粘膜の圧迫壊死の可能性も上がる.
  - 小児には 8~12 Fr,成人には 14~18 Fr を用いる.
  - 血尿などによるカテーテル閉塞が認められる場合には 20 Fr 以上を用いる.
- **カテーテルの固定**:
  - バルーンの固定水は蒸留水を用いる.生理食塩水を用いた場合,固定水が抜けなくなる可能性がある.

- ➤ 固定水の量は小児 5 mL, 成人 10 mL, 圧迫止血を目的とする場合は 30〜50 mL.
- ➤ 皮膚へは下腹部 12 時の方向に固定する.
- ➤ 男性の場合, 尿道皮膚瘻の可能性が高まるため, 陰茎を下げたまま皮膚固定をしてはいけない.
- 確実に膀胱内にカテーテルが挿入されてから固定水を注入する. 確証を得るためには膀胱洗浄を行う.
- 蓄尿法には開放式と閉鎖式があるが, 感染予防の観点からは閉鎖式が望ましい.
- 尿道カテーテルをクランプする場所を図 3-3 に示す.

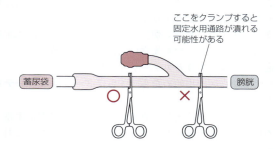

図 3-3　尿道カテーテルをクランプする場所

トラブル対処法

- 挿入困難や抜去困難に関しては次項を参照.
- 感染結石予防には尿量の確保(1 日約 2,000 mL)と尿アルカリ化の防止を行う.
- カテーテル留置による尿路感染は必発であるが, 症状がなければ放置してよい.
- カテーテル周囲からの尿漏れ予防のため, 屈曲や閉塞に注意する.

(伊藤尊一郎)

6 カテーテルトラブルの対処法

❶ 尿管カテーテルの挿入・抜去困難時の対処法

方法

挿入困難時の対処

- 挿入困難の際には軟性膀胱ファイバーよりも硬性膀胱鏡を使用するほうが, カテーテルに力を伝えやすい.
- 手順:
  ①尿管カテーテル, または球頭カテーテルから造影剤を注入して, 尿管の走行と閉塞機転を確認する.
  ②ガイドワイヤーが閉塞機転を通過しない場合は, 径や硬さ, 先端の形状が異なるものを使用してみる.
  ③力が逃げないように硬性膀胱鏡を尿管口に近づけ, カテーテルをゆっくりと回転させながら挿入する.

抜去困難時の対処

- 尿管カテーテル抜去困難の原因の多くは, カテーテル周囲への結石付着である(図3-4).
- カテーテル内腔の閉塞のみであれば, カテーテルは直線化して抜去できることが多く, 抜去前にセーフティーのガイドワイヤーをカテーテル脇から挿入しておく. CTで結石付着の有無と部位を確認して, ESWLなどで砕石しカテーテルを抜去する.
- カテーテルと結石との付着は強固でない場合もあり, カテーテル先端を体外へ出しておき連日引っ張ってみると結石が外れることもある.
- カテーテルが閉塞してドレナージを要する際には, 脇から別の尿管カテーテルをもう1本挿入する.

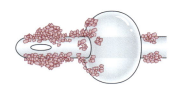

図3-4 カテーテル先端に付着した結石

ポイントと注意点

- 尿管カテーテル留置を断念せざるをえない場合があることは, あ

らかじめ患者に説明しておく．無理をすれば尿管穿孔や断裂が起こる．
- 挿入困難時にどうするか，次の一手を検討したうえで処置に臨むべきである．

❷ 尿道カテーテルの挿入・抜去困難時の対処法
方法
挿入困難時の対処
- できるだけ安全で侵襲が少ない方法から選択する．それでも挿入困難であれば膀胱穿刺や膀胱瘻造設を行う．
- 重要なことは，陰茎をしっかり持ち上げることと，患者に力を抜かせることである．
- 方法：
  ① 径の太いサイズに変更する．
  ② リドカインゼリーを尿道内に注入してから挿入する(この方法は，注入時の痛みや出血，リドカインの血管内溢流によるショックに注意を要する)．
  ③ 透視下で尿道造影後に，あるいは膀胱尿道鏡下にガイドワイヤーを膀胱まで挿入して，先穴カテーテルを挿入する．
  ④ スタイレットを用いて挿入する．
  ⑤ 直腸診でカテーテルを触知し，誘導する．
- 女性の場合は外尿道口が腟側へ入り込んで確認できないことがある．腟の腹側に沿わせて挿入するか，内診して示指で誘導し挿入する．

抜去困難時の対処
- 固定水は抜けているがカテーテルが抜去できない場合は，結石付着やカフ部のシワにより抵抗となっていることが多い．ゆっくりとカテーテルを回転させながら引っ張るとよい．
- 固定水が抜けない場合は下記の方法がある：
  ① 非破裂法：
  ➤ 蒸留水を追加注入してポンピングする．
  ➤ カテーテルのバルブ部，中枢部を切断してみる．
  ➤ カテーテル切断後にインフレーションルーメンからガイドワイヤーなどの細い鋼線を挿入する．

②破裂法:
> ➤ バルーン部に大量の水を注入してみる.
> ➤ 透視や超音波下で恥骨上から膀胱穿刺してカフを破裂させる(図3-5).
> ➤ 経直腸超音波下で経会陰的に穿刺してカフを破裂させる.
> ➤ 女性は外尿道口からカテーテルに沿って穿刺する.

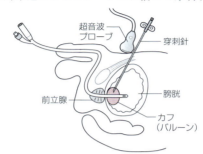

図3-5 破裂法
超音波ガイド下に恥骨上から膀胱を穿刺して,カフを破裂させて抜去する.

ポイントと注意点
- 前立腺全摘術後や経尿道的手術後では,前述の方法があてはまらないことがある.術中所見に応じた対処法を検討する.

❸ カテーテル閉塞時の対処法

適応
- カテーテル閉塞の原因としては,凝血塊や慢性炎症を伴う際のデブリス,TUR時に回収しきれなかった切片などが挙げられる.

方法
①尿道カテーテルから蓄尿バッグまでのルートに,屈曲やねじれがないかをまず確認する.
②下腹部の張りを触診し,超音波で尿貯留の有無,凝血塊の有無を確認する.
③用手的に膀胱洗浄(➡93頁参照)を行い,閉塞の原因を除去する.
④膀胱洗浄ができない際には,尿道カテーテルの交換を行う.

(遠藤純央)

2 洗浄

1 腎盂洗浄

適応
- 腎瘻や尿管カテーテル留置中に閉塞や逸脱を疑う場合．
- 閉塞性腎盂腎炎，膿腎症や腎盂内血腫において，腎瘻や尿管カテーテル留置後に溜まっていた膿尿や血腫などの内容物を排出させる場合．
- 逆行性腎盂造影検査時に腎尿が十分採取できないときに，腎盂洗浄にて腎盂内尿路上皮を採取する場合．

方法
① 洗浄液は滅菌された生理食塩水を使用する．
② 操作は可及的に無菌操作で行う．
③ 腎盂拡張がない場合は，3〜5 mL 程度をゆっくりと注入，回収する．細胞診採取目的でなければ造影で腎盂の拡張の程度，カテーテルの位置を確認しながら行う．
④ 洗浄終了後は，接続部分を十分消毒したのち接続する．

ポイントと注意点
- 腎盂拡張がある場合，それ以上腎盂内圧を上げないために，まず内容液をある程度吸引してから，吸引できた容量以下を注入する．
- 注入液はゆっくりと回収する．これは腎盂を損傷しないためと，強い吸引をした場合，腎盂壁がカテーテルに当たってうまく吸引できないときがあるためだが，カテーテル位置を調整しても吸引できない場合には速やかに透視下での処置に移行する．
- 逆行性腎盂造影検査時に腎盂洗浄液を回収する場合は，注入後自然滴下で回収する方法もある．
- 処置終了後はカテーテルが皮膚またはバルーンカテーテルにしっかり固定されているか，クランプは解放したか確認する．
- 腎盂バルーンの場合は固定水確認．透視下での検査の場合は最後にカテーテル位置を確認する習慣をつける．

（神谷浩行）

2 膀胱洗浄

適応
- 膀胱留置カテーテル（尿道カテーテル，膀胱瘻カテーテル）閉塞を疑う場合．
- 血尿や尿路感染による膀胱内凝血塊や残渣の除去が必要な場合．

方法
①洗浄液は滅菌された生理食塩水を使用する．
②操作は可及的に無菌操作で行う．
③通常注入量は1回に50〜100 mL程度だが，状況にあわせて調整する．
④洗浄終了後は，接続部を十分消毒したのちに接続する．

ポイントと注意点
- 閉塞の原因を把握することが最も重要（出血，結石，残渣など）．
- 痛みを伴う処置であり，声をかけることはもちろん場合によっては麻酔下で行うこともある．
- **尿閉状態の場合**：それ以上膀胱内圧を上げないために，まず内容液をある程度吸引してから，吸引できた容量以下を注入する．
- **膀胱壁や内容物で回収できない場合**：注入量の調整やカテーテルの先端の位置を調整しながら行う．
- **凝血塊，残渣の除去を目的とする場合**：なるべく太いカテーテルを選択する（通常は14〜16 Frだが，20〜24 Frにすることで内容物が回収しやすくなり，その後の再閉塞の予防につながる）．
- 洗浄の方法：
  - 間欠的と持続的なものがある．
  - 膀胱内容物による再閉塞の可能性が高い場合は持続的な膀胱洗浄を選択する．
- 持続膀胱洗浄：
  - 1本の3 wayカテーテルもしくは2本のカテーテルを留置することで行う．
  - 持続膀胱洗浄を開始する場合には，膀胱内に閉塞をきたす可能性がある内容物（凝血塊，残渣）をできるだけ回収してから行う．
  - 閉塞時には急激な尿閉をきたし，場合によっては膀胱破裂（➡156頁参照）を起こす可能性があるので注意する．

トラブル対処法

- 膀胱洗浄(間欠的,持続的)のみでは閉塞を繰り返す場合や出血のコントロールができない場合は,速やかに処置・手術を考慮する:
  - **腎出血**:血管造影による塞栓術.
  - **膀胱出血**:経尿道的手術.
  - **膀胱頚部・前立腺の出血**:カテーテルの固定水の増量や膀胱頚部の牽引による圧迫止血.
- 尿路の出血が著しい場合は重度の貧血や凝固能低下の可能性もあり,全身状態をモニターしながらの対応が必要である.

(藤井泰普)

3 膀胱タンポナーデ時の対処法

適応

- 膀胱タンポナーデとは，膀胱内に大量の凝血塊が溜まり，排尿困難と膀胱刺激症状をきたしている状態を指す．
- 下腹部膨満，下腹部疼痛，尿閉，強い尿意，頻尿，溢流性尿失禁，冷汗，生あくび，血圧低下，頻脈，徐脈，貧血，出血性ショック，過換気，不穏状態などの症状があり，必ずしも排尿困難を訴えるとは限らない．
- 診断には，上記症状に加えて超音波検査やCTの画像を参考にすることが多い．
- 膀胱タンポナーデを認めた場合は，速やかに対処する必要がある．

方法

- 凝血塊の回収と出血のコントロールの両面から対処する．すなわち，膀胱洗浄による凝血塊の回収のみで自己止血が可能なのか，それとも凝血塊の回収だけでなく止血処置も必要なのかを見極める必要がある．

ポイントと注意点

- 処置の前に，膀胱タンポナーデの原因(TUR後，抗凝固薬や抗血小板薬の使用，悪性腫瘍など)を推察すること．

処置

- 膀胱内に溜まった凝血塊を回収するため，カテーテルを挿入し膀胱洗浄を行う(前項参照➡93頁)．
- 膀胱洗浄の工夫として，カテーテルは凝血塊の回収しやすい太めのものや先穴式のものを用いる．また，超音波でのモニター下に洗浄すると，膀胱壁と凝血塊を回収しやすい．
- 回収により血尿が消失すれば，膀胱洗浄を終了してもよい．
- 血尿が持続する場合は，3 wayカテーテルを留置し持続灌流を行い，凝血塊の再形成を予防する．

難症例への対処

- 膀胱洗浄や持続灌流でも出血がコントロールできない場合は，止血処置を考慮する(前項参照➡93頁)．その際，出血部位の同定が重要である．

(黒川覚史)

第 4 章

代表的疾患

1 腫瘍

1 腎癌

基本事項

- 腎細胞癌は，主に尿細管由来上皮で，腎実質に発生する癌.
- ①肉眼的血尿，②疼痛，③腹部腫瘤の古典的3主徴は，進行癌のみで認められる.
- 近年，健康診断や他科での腹部超音波検査などで偶然に発見される無症状の「偶発がん」が多くなっている.
- **好発年齢**：50〜60歳代.
- **性差**：男：女＝3：1.
- von Hippel-Lindau病や後天性嚢胞腎（ACDK）に合併する頻度が高い.
- 腎細胞癌の主な組織型を**表4-1**に示す.
- TNM分類（**表4-2**）と臨床病期分類（**表4-3**）を表に示す.

表4-1 腎細胞癌の主な組織型

組織型	頻度（%）
淡明細胞型腎細胞癌	70〜80
乳頭状腎細胞癌	10〜15
嫌色素性腎細胞癌	3〜5

表4-3 腎細胞癌の臨床病期分類（Stage分類）

Ⅰ期	T1	N0	M0
Ⅱ期	T2	N0	M0
Ⅲ期	T3 T1, T2, T3	N0 N1	M0 M0
Ⅳ期	T4 Tに関係なく	Nに関係なく Nに関係なく	M0 M1

〔UICC日本委員会 TNM委員会（訳）：TNM悪性腫瘍の分類 第8版 日本語版. 金原出版，p200，2017より引用〕

表 4-2 腎細胞癌の TNM 臨床分類

T-原発腫瘍

- TX 原発腫瘍の評価が不可能
- T0 原発腫瘍を認めない
- T1 最大径が 7 cm 以下で，腎に限局する腫瘍
    - T1a 最大径が 4 cm 以下
    - T1b 最大径が 4 cm をこえるが 7 cm 以下
- T2 最大径が 7 cm をこえ，腎に限局する腫瘍
    - T2a 最大径が 7 cm をこえるが 10 cm 以下
    - T2b 最大径が 10 cm をこえ，腎に限局する
- T3 主静脈または腎周囲組織に進展するが，同側の副腎への進展がなく Gerota 筋膜をこえない腫瘍
    - T3a 腎静脈やその区域静脈に進展する腫瘍，または腎盂腎杯システムに浸潤する腫瘍，または腎周囲および/または腎洞(腎盂周囲)脂肪組織に浸潤するが，Gerota 筋膜をこえない腫瘍
    - T3b 横隔膜下の大静脈内に進展する腫瘍
    - T3c 横隔膜上の大静脈内に進展，または大静脈壁に浸潤する腫瘍
- T4 Gerota 筋膜をこえて浸潤する腫瘍(同側副腎への連続的進展を含む)

N-領域リンパ節	M-遠隔転移
NX 領域リンパ節の評価が不可能	M0 遠隔転移なし
N0 領域リンパ節転移なし	M1 遠隔転移あり
N1 領域リンパ節転移あり	

〔UICC 日本委員会 TNM 委員会(訳)：TNM 悪性腫瘍の分類 第 8 版 日本語版．金原出版，pp199-200，2017 より引用〕

診断のポイント

- 腹部超音波検査は腎腫瘍のスクリーニング検査として重要．
- 腹部造影 CT 検査は必須．ほぼ確定診断が可能である(図 4-1)．
- 腎嚢胞の内部に隔壁を有する多胞性腎嚢胞で，隔壁に造影効果を認める場合は，嚢胞性腎細胞癌の合併の可能性もある(表 4-4 ➡ 次頁)．

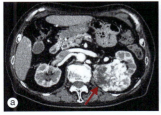 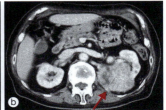

図 4-1 淡明細胞型腎細胞癌の CT 画像(a：造影早期相，b：造影後期相)

表 4-4　多胞性腎嚢胞の Bosniak 分類

	Ⅰ	Ⅱ	ⅡF	Ⅲ	Ⅳ
CT画像					
	単房性，薄い嚢胞壁，内容物は水濃度	2つ以下の薄い隔壁，わずかな石灰化，3 cm以下の高吸収嚢胞	3つ以上の薄い隔壁，最小限の造影効果，3 cm以上の高吸収嚢胞	隔壁が不整，壁の厚い嚢胞．明瞭な造影効果，粗大な石灰化	辺縁不整で大きな嚢胞成分を有する．壁や隔壁から隆起あるいは浸潤する造影効果を有する充実部分の存在
悪性の可能性	約2%	20%以下	20%以下	30%以上	90%以上
方針	無治療または経過観察	無治療または経過観察	継続する画像検査	部分切除術または生検	治療を要する

治療法

外科的治療

- 腫瘍の外科的な摘出が原則．
- 4 cm 未満の小径腫瘍では，腫瘍のみを切除する腎部分切除術（図 4-2）を行う．
- 腹腔鏡下腎部分切除術が広く行われるようになり，2016 年 4 月からロボット支援腎部分切除術も保険適用となった．
- 手術侵襲に耐えられない場合などでは，小径腫瘍には凍結療法や焼灼療法を行う．
- 腫瘍サイズなどで部分切除術ができない場合は，根治的腎摘除術を行う．

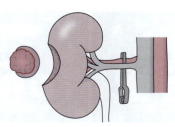

図 4-2　腎部分切除術

薬物治療

- 他臓器に転移して手術不可能となった進行性腎細胞癌に対しては薬物治療を行う．
- 分子標的薬，免疫チェックポイント阻害薬：カボザンチニブ(チロシンキナーゼ阻害薬，商品名カボメティクス®)，ニボルマブ(抗PD-1抗体，商品名オプジーボ®)，イピリムマブ(抗CTLA-4抗体，商品名ヤーボイ®)等が保険収載された．
- 分子標的薬や免疫チェックポイント阻害薬が第1選択として使用される(表4-5)．

表4-5 転移性腎細胞癌に対する治療(EAUガイドライン)

リスク分類 (IMDC分類)	一次治療	二次治療	三次治療
低リスク	スニチニブ or パゾパニブ	カボザンチニブ or ニボルマブ	カボザンチニブ or ニボルマブ
	イピリムマブ/ニボルマブ	VEGF標的治療薬	代替標的治療薬
中〜高リスク	イピリムマブ/ニボルマブ	VEGF標的治療薬	代替標的治療薬
	カボザンチニブ，スニチニブ or パゾパニブ	VEGF標的治療薬 or ニボルマブ	代替標的治療薬 or ニボルマブ

(Powles T, et al：Eur Urol 73：311-315, 2018 より改変)

要注意事項

- 分子標的薬の副作用：口内炎，間質性肺炎，甲状腺機能低下症，下痢，高血圧，手足症候群．
- 免疫チェックポイント阻害薬の副作用：間質性肺炎，重症筋無力症，大腸炎，Ⅰ型糖尿病，肝機能障害，甲状腺機能障害，infusion reaction．

[関連ガイドライン]
1) 日本泌尿器科学会, 他(編)：腎癌取扱い規約, 第5版. 金原出版, 2020
2) 日本泌尿器科学会(編)：腎癌診療ガイドライン2017年版. メディカルレビュー社, 2017

(河合憲康)

2 腎盂・尿管癌

基本事項

- 腎盂・尿管に発生する悪性腫瘍.
- 膀胱癌と同様に,大部分が尿路上皮癌.
- 全尿路腫瘍の5%を占める.

表4-6 腎盂・尿管癌のTNM臨床分類

T-原発腫瘍

- TX 原発腫瘍の評価が不可能
- T0 原発腫瘍を認めない
- Ta 乳頭状非浸潤癌
- Tis 上皮内癌
- T1 上皮下結合組織に浸潤する腫瘍
- T2 筋層に浸潤する腫瘍
- T3 (腎盂)筋層をこえて腎盂周囲脂肪組織または腎実質に浸潤する腫瘍
  (尿管)筋層をこえて尿管周囲脂肪組織に浸潤する腫瘍
- T4 隣接臓器に浸潤する,または腎をこえて腎周囲脂肪組織に浸潤する腫瘍

N-領域リンパ節

- NX 領域リンパ節の評価が不可能
- N0 領域リンパ節転移なし
- N1 最大径が2cm以下の単発性リンパ節転移
- N2 最大径が2cmをこえる単発性リンパ節転移,または多発性リンパ節転移

M-遠隔転移

- M0 遠隔転移なし
- M1 遠隔転移あり

〔UICC日本委員会TNM委員会(訳):TNM悪性腫瘍の分類 第8版 日本語版.金原出版, pp202-203, 2017より引用〕

表4-7 腎盂・尿管癌のTNM病期分類

0a期	Ta	N0	M0
0is期	Tis	N0	M0
Ⅰ期	T1	N0	M0
Ⅱ期	T2	N0	M0
Ⅲ期	T3	N0	M0
Ⅳ期	T4	N0	M0
	Tに関係なく	N1, N2	M0
	Tに関係なく	Nに関係なく	M1

〔UICC日本委員会TNM委員会(訳):TNM悪性腫瘍の分類 第8版 日本語版.金原出版, p203, 2017より引用〕

- 一般的に，腎盂・尿管癌治療後の約半数に膀胱癌が発生する．膀胱癌を同時性に認める割合は約 10% と報告されている．
- TNM 臨床分類(表 4-6)と病期分類(表 4-7)を表に示す．

診断のポイント

- 血尿や腰背部痛で発見されることが多いが，無症候性に健診の腹部超音波検査で見つかることもある．
- 尿路結石や尿路感染症の治療経過中に発見されることもまれではないため，常に尿路上皮癌の存在の有無を念頭におき検査を行う．
- 検尿，尿細胞診，触診，腹部超音波などを用いて精査を進める．
- 腎機能低下やアレルギーがなければ，造影 CT は必須．特に CT urography の有用性に関する報告は多い．さらに MRI，骨シンチグラフィにて病期診断を行う．
- 造影剤アレルギーがある場合や閉所恐怖症などにより MRI が行えない場合，また尿管狭窄などで尿管鏡の挿入が困難な場合などでは，順行性/逆行性腎盂造影検査による分腎尿細胞診も有用なことがある．

治療法

- stage Ⅰ，Ⅱ(図 4-3)：治療法は基本的に腎尿管全摘除術．治療オプションとして BCG あるいは抗がん剤の注入療法や尿管鏡下腎温存手術がある．
- stage Ⅲ：腎尿管全摘術とリンパ節郭清および化学療法を組み合わせた治療が行われる．
- stage Ⅳ：化学療法が推奨される．

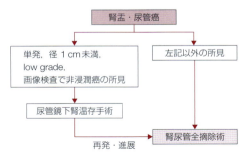

図 4-3　腎盂・尿管癌の一般的な外科治療のアルゴリズム

腎尿管全摘除術(図4-4)

- stageⅠ, Ⅱに対しては, 腹腔鏡下腎尿管全摘除術が外科的治療の主流である. T3以上, リンパ節転移が疑われる症例では, 開放手術が推奨されている.
- 腎尿管全摘除術は, 膀胱壁内尿管を含めた遠位尿管を周囲膀胱壁とともに切除処理することが必須である.
- 本邦のガイドライン(2014)では, 筋層浸潤が疑われる進行癌症例に対して, リンパ節郭清を行うことは推奨されている(推奨グレードC1).

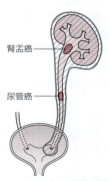

図4-4 腎尿管全摘除術
斜線部分が切除範囲.

尿管鏡下腎温存手術

- 経尿道的な尿管鏡下にレーザーを用いて切除もしくは蒸散させる方法が一般的だが, 経皮的アプローチが選択されることもある.
- 図4-3に示したような場合や, 単腎あるいは両側性に発生した癌, performance statusが不良な症例に対して行われる.

化学療法

- 膀胱癌と同様に,標準治療法として,ゲムシタビンとシスプラチンを組み合わせた全身化学療法が行われる(図4-5).
- 転移性あるいは再発性症例の多くは,先行する腎尿管全摘除術により腎機能が低下しているため,薬剤の減量,もしくはシスプラチンの代わりにカルボプラチンなどの白金製剤が用いられるが,有効性についての高いエビデンスレベルのデータはない.

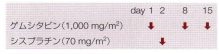

図4-5 **GC療法**

要注意事項

- BCGあるいは抗がん剤の注入療法は,再発リスクの低い症例やcarcinoma *in situ*(CIS)症例に行われる場合があるが,確立された治療法ではない.感染や腎機能低下などの重篤な有害事象を生じることもあり,十分な説明と注意が必要である.
- 腎盂・尿管癌は,初診時に約70%が浸潤癌であるといわれているため,根治治療までの日数を可能な限り短縮することが重要である.

[関連ガイドライン]
1) 日本泌尿器科学会,他(編):腎盂・尿管・膀胱癌取扱い規約,第2版.金原出版,2021
2) 日本泌尿器科学会(編):腎盂・尿管癌診療ガイドライン2014年版.メディカルレビュー社,2014

(内木 拓)

3 膀胱癌

基本事項

- 膀胱に発生する悪性腫瘍で，90％以上が尿路上皮癌である．そのほか，扁平上皮癌や腺癌，小細胞癌が数％に認められる．
- **性差**：男：女＝4：1．
- **発症年齢**：60歳以上の比較的高年齢層に発症する．
- **危険因子**：喫煙，職業性因子，環境性因子，慢性炎症，抗がん剤や放射線治療など．
- TNM臨床分類（表4-8）と病期分類（表4-9）を表に示す．

表4-8 膀胱癌のTNM臨床分類

T-原発腫瘍

多発性腫瘍を表すにはT分類に接尾辞(m)を付け加える．随伴性上皮内癌の存在を表すにはTに関係なくTカテゴリーのあとに接尾辞(is)を付け加える．

- TX 原発腫瘍の評価が不可能
- T0 原発腫瘍を認めない
- Ta 乳頭状非浸潤癌
- Tis 上皮内癌：いわゆる"flat tumour"
- T1 上皮下結合組織に浸潤する腫瘍
- T2 固有筋層に浸潤する腫瘍
  - T2a 固有筋層浅層に浸潤する腫瘍（内側1/2）
  - T2b 固有筋層深層に浸潤する腫瘍（外側1/2）
- T3 膀胱周囲脂肪組織に浸潤する腫瘍
  - T3a 顕微鏡的
  - T3b 肉眼的（膀胱外の腫瘤）
- T4 次のいずれかに浸潤する腫瘍：前立腺間質，精嚢，子宮，腟，骨盤壁，腹壁
  - T4a 前立腺間質，精嚢，子宮または腟に浸潤する腫瘍
  - T4b 骨盤壁または腹壁に浸潤する腫瘍

N-領域リンパ節

- NX 領域リンパ節の評価が不可能
- N0 領域リンパ節転移なし
- N1 小骨盤内の単発性リンパ節転移（下腹，閉鎖リンパ節，外腸骨および前仙骨リンパ節）
- N2 小骨盤内の多発性領域リンパ節転移（下腹，閉鎖リンパ節，外腸骨および前仙骨リンパ節）
- N3 総腸骨リンパ節転移

M-遠隔転移

- M0 遠隔転移なし
- M1a 領域外リンパ節転移
- M1b ほかの遠隔転移

〔UICC日本委員会TNM委員会（訳）：TNM悪性腫瘍の分類 第8版 日本語版．金原出版，pp204-205，2017より引用〕

表 4-9　膀胱癌の TNM 病期分類

0a 期	Ta	N0	M0
0is 期	Tis	N0	M0
Ⅰ 期	T1	N0	M0
Ⅱ 期	T2a, T2b	N0	M0
ⅢA 期	T3a, T3b, T4a	N0	M0
	T1, T2, T3, T4a	N1	M0
ⅢB 期	T1, T2, T3, T4a	N2, N3	M0
ⅣA 期	T4b	N に関係なく	M0
	T に関係なく	N に関係なく	M1a
ⅣB 期	T に関係なく	N に関係なく	M1b

〔UICC 日本委員会 TNM 委員会（訳）：TNM 悪性腫瘍の分類 第 8 版 日本語版．金原出版，p205, 2017 より引用〕

診断のポイント

- 血尿と膀胱刺激症状を契機に発見される．特に無症候性肉眼的血尿は，最も頻度が高い．
- carcinoma *in situ*（CIS）を随伴する場合は，排尿時痛を伴うこともあり，尿路感染症の診断時には，常に膀胱癌の有無を念頭において検査を行う．
- 検尿，尿細胞診，双手診，腹部超音波，膀胱鏡などを用いて精査を進める．
- 腎機能低下やアレルギーがなければ，造影 CT は必須．さらに MRI，骨シンチグラフィにて病期診断を行う．
- 膀胱鏡で，膀胱内における腫瘍の場所，最大径，形状，個数を正確に把握する．また不整粘膜の存在や，尿道病変の有無も注意して観察する．
- 経尿道的膀胱腫瘍切除術（TURBT）（図 4-6）や生検により，組織型，深達度の評価を行う．左右の尿管口より外側の側壁に腫瘍が

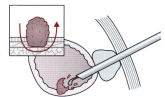

図 4-6　TURBT（経尿道的膀胱腫瘍切除術）

ある場合は，神経反射に伴う膀胱穿孔リスクを低減するため，閉鎖神経ブロックを TURBT 時に併用して行う．

- 正確な診断およびリスク評価のためには，以下の検査および処置が推奨される：

  ①CIS の随伴が疑われる場合 ➡ TURBT 時のランダム生検．

  ②腫瘍が三角部や膀胱頸部にある場合や，多発腫瘍の場合など ➡ 前立腺部尿道の生検．

  ③初回 TURBT での病理組織所見が high grade pT1 症例や，切除切片に筋層成分が含まれていない場合 ➡ 2nd TUR．

治療法

- 治療法は筋層非浸潤性膀胱癌（stage Ⅰ 以下），筋層浸潤性膀胱癌（stage Ⅱ，Ⅲ），さらに有転移性膀胱癌（stage Ⅳ）で大きく異なる．

筋層非浸潤性膀胱癌

- TURBT にて診断を行う．
- 手術所見と病理診断結果に応じたリスク分類が欧米を中心として提唱されており，それに基づいて BCG 膀胱内注入療法や抗がん剤膀胱内注入療法が追加治療として行われる．
- 本邦のガイドライン（2015）では，表 4-10 に示すようなリスク分類が提唱され，以下の治療が推奨されている：

  ➤ すべての症例に対して，初回の TURBT 時に抗がん剤即時単回膀胱内注入を行う．

  ➤ 低リスク群：その単回膀胱内注入のみ．

  ➤ 中リスク群：抗がん剤あるいは BCG いずれかの膀胱内注入療法．

  ➤ 高リスク群：BCG の膀胱内注入療法あるいは膀胱全摘術．

表 4-10 膀胱癌診療ガイドライン（2015）における筋層非浸潤性膀胱癌のリスク分類

低リスク（Low risk）群
単発・初発・3 cm 未満・Ta・low grade・併発 CIS なし，のすべてを満たすもの

中リスク（Intermediate risk）群
Ta-1，low grade，併発 CIS なし，多発性あるいはサイズが 3 cm 以上

高リスク（High risk）群
T1，high grade，CIS（併発 CIS も含む），多発，再発，のいずれかを含むもの

〔日本泌尿器科学会（編）：膀胱癌診療ガイドライン 2015 年版．医学図書出版，p28，2015 より改変〕

- BCG注入療法：40 mgもしくは80 mgのBCGを生食40 mLに溶解し，膀胱内に注入，1〜2時間後に排尿する．
- 週1回，6〜8回を1コースとして施行．
- 有害事象として膀胱刺激症状，発熱，血尿，萎縮膀胱，尿路結核，Reiter症候群などに注意する．

筋層浸潤性膀胱癌
- 標準治療：膀胱全摘術，尿路変向術．
- 術前の全身化学療法が推奨されている．
- stage Ⅲの場合は，膀胱全摘術に化学療法や放射線療法を組み合わせて行う．

有転移性膀胱癌
- 標準治療：ゲムシタビンとシスプラチンを組み合わせた全身化学療法（GC療法 ➡ 図4-5，105頁参照）．
- これらの治療の奏効期間は十分ではないため，二次療法として，タキサン系抗がん剤を用いたレジメンや，免疫チェックポイント阻害薬であるペムブロリズマブ（キイトルーダ®）も使用が可能．
- 外科的切除ができない場合は，放射線治療との併用も行われる．

要注意事項
- 膀胱癌は尿路上皮全体の疾患である．患者には，膀胱内再発のリスクが非常に高いこと，上部尿路への再発の可能性があること，初回治療時には筋層非浸潤性であっても，その後に筋層浸潤性として再発する可能性があることを十分説明する．
- 膀胱鏡や造影CTでの経過観察は必須であり，再発病変の早期発見が重要であることを念頭において診療にあたる．
- 膀胱全摘の適応症例には，尿路変向の必要性，ストーマパウチの装着・管理，代用膀胱の場合の管理を十分に説明し，実践が可能となるまで綿密なサポートが必要である．

［関連ガイドライン］
1) 日本泌尿器科学会，他（編）：腎盂・尿管・膀胱癌取扱い規約，第2版．金原出版，2021
2) 日本泌尿器科学会（編）：膀胱癌診療ガイドライン2015年版．医学図書出版，2015

（内木 拓）

4 前立腺癌

基本事項

- スクリーニングは PSA 測定と直腸診．双方を行う場合は，PSA 測定のあとに直腸診を行う．
- 検診における PSA カットオフ値を表 4-11 に示す．
- PSA 0.0〜1.0 ng/mL は 3 年ごと，PSA 1.1 ng/mL〜カットオフ値上限では毎年の検診を推奨．

表 4-11 検診における PSA カットオフ値

全年齢	年齢階層別カットオフ値
4.0 ng/mL	50〜64 歳：0.0〜3.0 ng/mL 65〜69 歳：0.0〜3.5 ng/mL 70 歳以上：0.0〜4.0 ng/mL

診断のポイント

- 前立腺癌の確定診断には前立腺生検を行う（→ 73 頁参照）．標準的な 6 か所に辺縁領域外側 4〜6 か所を加えた 10〜12 か所の生検が

表 4-13 D'Amico のリスク分類

リスク	PSA(ng/mL)	Gleason スコア	T-病期
低リスク	≦10	≦6	T1〜T2a
中間リスク	10〜20	7	T2b
高リスク	20<	8〜10	T2c

- 低リスクはすべての条件を満たすことが必要．
- 高リスクは 1 因子でも満たせば，高リスクとなる．
- 中間リスクは，低・高リスク以外に分類されるもの．

表 4-14 NCCN 分類

リスク	PSA(ng/mL)	Gleason スコア	T-病期
低リスク	<10	≦6	T1〜T2a
中間リスク	10〜20	7	T2b〜T2c
高リスク	20<	8〜10	T3a

- T 分類は直腸診による．
- 超低リスクは，低リスクのなかで T1c，陽性コア数が 3 本未満，各生検コアの癌占拠率が 50% 以下，PSA 濃度(PSAD)が 0.15 未満のもの．
- 超高リスクは，T3b〜T4，primary Gleason pattern が 5，または Gleason スコア 8〜10 の陽性コア数が 5 本以上のものを指す．

推奨.MRIもあわせて評価する(T2強調像,拡散強調画像,ダイナミック造影).
- TNM分類を表4-12に示す.
- ステージングのための画像診断には,CT・MRI・骨シンチグラフィを用いる.
- リスク分類はD'Amicoの分類(表4-13)やNCCN分類(表4-14)を用いる.
- Partinノモグラムなどのノモグラムの使用が推奨される.

表4-12 前立腺癌のTNM臨床分類

T-原発腫瘍

- TX 原発腫瘍の評価が不可能
- T0 原発腫瘍を認めない
- T1 触知不能で臨床的に明らかでない腫瘍
    - T1a 組織学的に切除組織の5%以下の偶発的に発見される腫瘍
    - T1b 組織学的に切除組織の5%をこえる偶発的に発見される腫瘍
    - T1c 針生検により確認される腫瘍(例えば,PSAの上昇のため)
- T2 触知可能で前立腺に限局する腫瘍
    - T2a 片葉の1/2以内に進展する腫瘍
    - T2b 片葉の1/2をこえ進展するが,両葉には及ばない腫瘍
    - T2c 両葉へ進展する腫瘍
- T3 前立腺被膜をこえて進展する腫瘍*
    - T3a 前立腺外へ進展する腫瘍(一側性または両側性),顕微鏡的な膀胱頸部への浸潤を含む
    - T3b 精嚢に浸潤する腫瘍
- T4 精嚢以外の隣接組織(外括約筋,直腸,挙筋,および/または骨盤壁)に固定,または浸潤する腫瘍

注:*前立腺尖部,または前立腺被膜内への浸潤(ただし,被膜をこえない)はT3ではなく,T2に分類する.

N-領域リンパ節

- NX 領域リンパ節転移の評価が不可能
- N0 領域リンパ節転移なし
- N1 領域リンパ節転移あり

M-遠隔転移**

- M0 遠隔転移なし
- M1 遠隔転移あり
    - M1a 領域リンパ節以外のリンパ節転移
    - M1b 骨転移
    - M1c リンパ節,骨以外の転移

注:**多発転移の場合は,最進行分類を使用する.(p)M1cは最進行分類である.

〔UICC日本委員会TNM委員会(訳):TNM悪性腫瘍の分類 第8版 日本語版.金原出版,pp191-192,2017より引用〕

治療法

- 治療の基本的な考え方のアルゴリズムを図4-7に示す．

手術療法

- 手術療法（前立腺全摘除術），放射線療法，薬物療法が代表的な治療法である．
- ロボット支援前立腺全摘除術，腹腔鏡下前立腺全摘除術は，恥骨後式前立腺全摘除術と比較し同等の制癌効果が得られ，低侵襲であり，出血量の減少，尿禁制や性機能などの術後QOL早期回復が認められる．

放射線療法

- 外照射療法，組織内照射に大別される．
- 陽子線や重粒子線も保険適用となったが，施行できる施設が限られている．

薬物療法

1 内分泌療法

（1）ADT療法・CAB療法

- LHRHアナログ製剤もしくは除睾術によるアンドロゲン除去療法（ADT）を中心とする．内服薬としてビカルタミドやフルタミドをこれに加えたCAB(combined androgen blockade)療法が本邦

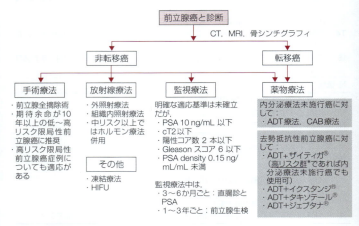

図4-7 前立腺癌の治療アルゴリズム
＊：LATITUDE試験における高リスク癌（本文参照）．

では広く行われてきた．
- 下記①②はLHRHアゴニストであり，抗アンドロゲン薬を併用しない際は，フレアアップについて留意すること．

> **ADT処方例**：下記①〜④のいずれか
> ①リュープリン®注射用（3.75 mg） 1本 皮下注 4週間ごと
> ※12週間ごと，あるいは24週間ごとの製剤もある．
> ②ゾラデックス®（3.6 mgデポ） 1本 皮下注 4週間ごと
> ③ゴナックス®皮下注用 初回：120 mg 2本 皮下注，2回目以降：80 mg 1本 皮下注 4週間ごと
> ④外科的去勢術：両側精巣を外科的に摘出する．長期的なコストに優れる．

> **CAB療法処方例**：ADT処方例①〜④のいずれかに加えて，下記
> ・カソデックス®錠（80 mg） 1回1錠 1日1回 食後

（2）新規内分泌療法薬
- 本邦ではこれまで去勢抵抗性前立腺癌（CRPC）への適応とされ，ADTもしくはCAB療法に抵抗性となった症例に施行されてきた．
- ザイティガ®については，<u>高リスク</u>*の内分泌療法未治療例にも保険適用となった．

> **新規ホルモン治療薬処方例**：ADT処方例①〜④に加えて，下記①もしくは②
> ①ザイティガ®錠（250 mg） 1回4錠 1日1回 空腹時
> ※プレドニゾロン錠（5 mg） 1回1錠 1日2回 朝夕食後 を併用すること．
> ※不眠が問題になる場合は，プレドニゾロンは朝昼食後，または朝食後に投与してもよい．
> ②イクスタンジ®錠（80 mg） 1回2錠 1日1回 内服
> ※第二世代非ステロイド性抗アンドロゲン薬．

2 ドセタキセル（タキサン系抗がん剤）
- 本邦では基本的にはADTもしくはCAB療法後に再燃したCRPCを適応とする．
- 今後，去勢感受性前立腺癌にも使用される可能性があるが，2019年1月現在では未承認．

---

*ここでいう高リスクは，<u>LATITUDE試験での高リスク（「Gleasonスコアが8以上」「骨スキャンで3か所以上の骨病変あり」「リンパ節転移を除く内臓転移あり」の2つ以上を有するもの）</u>で，D'Amicoなどのリスク分類とは異なることに注意．

- PSA フレアを認めることがあり，少なくとも 12 週間は継続することが推奨される．
- 用量規制因子は好中球減少症．

> - タキソテール® 点滴静注用　70～75 mg/m²　1日1回　1時間以上かけて点滴静注　3週間ごと
>   ※プレドニゾロン錠(5 mg)　1回1錠　1日2回　朝夕食後　を併用すること．
>   ※ADT は継続・併用する．抗アンドロゲン薬の内服薬は中止する．

3 カバジタキセル（タキサン系抗がん剤）

- ドセタキセル療法後の進行性 CRPC に対して推奨される．
- ドセタキセルによる骨髄抑制の発現状況から予測しえない重篤な骨髄抑制が起こる．発熱性好中球減少症（FN）の危険因子を有する患者においては G-CSF 製剤の一次予防投与が推奨される．

> - ジェブタナ® 点滴静注　25 mg/m²　1日1回　1時間かけて点滴静注　3週間ごと
>   ※プレドニゾロン錠(5 mg)　1回1錠　1日2回　朝夕食後　を併用すること(10 mg 1日1回でも可)．
>   ※ADT は継続・併用する．抗アンドロゲン薬は中止する．
> - ジーラスタ® 皮下注(3.6 mg)　1本　皮下注　ジェブタナ® 投与から24時間以上あけて1回投与
>   ※持続型 G-CSF 製剤である．

4 塩化ラジウム（Ra-223）製剤

- 骨転移のある CRPC が適応になる．
- **初回投与開始基準**：好中球数≧1,500/μL，血小板≧100,000/μL，Hb≧10.0 g/dL．
- **2回目以降投与基準**：好中球数≧1,000/μL，血小板数≧50,000/μL，Hb≧8.0 g/dL．
- 内臓転移のある前立腺癌における有効性および安全性は確立していない．
- 2019 年 1 月現在では，骨イベント増加や死亡例の増加から，Ra-223 製剤と，ザイティガ® との併用は行わないこととされている（検証中）．

- ゾーフィゴ®静注　1回55 kBq/kgを緩徐に静脈内投与　4週間間隔　最大6回まで

5 その他
- 治療抵抗性あるいは副作用，全身状態の問題から上記の治療が行えないが，何らかの治療を継続したいといった限定した症例で検討する選択肢．
- この状況では治療終了も重要な選択肢である．

- エストラサイト®カプセル(156.7 mg)　1回2カプセル　1日2回　朝夕食後
  ※エストロゲン様作用があり，血栓症やその既往がある症例では用いない．
- デカドロン錠(0.5 mg)　1回1錠　1日1回　朝食後，もしくは1日2回　朝昼食後
  ※生存期間が延長するかは明らかではない．長期投与に伴う副作用にも注意が必要．

要注意事項
- ADT，CAB療法は高齢者でも比較的安全に行える治療だが，長期投与となると骨粗鬆症などの特有の副作用があることに留意する．
- 骨転移を有する症例では骨修飾薬の使用を検討する(特に，骨転移を伴うCRPCの場合には強く推奨)．投与前に歯科受診を行う．副作用として低Ca血症や薬剤関連顎骨壊死が起こりうる．

[関連ガイドライン]
1) 日本泌尿器科学会，他(編)：前立腺癌取扱い規約，第5版．金原出版，2022
2) 日本泌尿器科学会(編)：前立腺癌診療ガイドライン2016年版．メディカルレビュー社，2016
3) 日本泌尿器科学会(編)：前立腺がん検診ガイドライン2018年版．メディカルレビュー社，2018
4) 日本臨床腫瘍学会(編)：発熱性好中球減少症(FN)診療ガイドライン，改訂第2版．南江堂，2017
5) 日本癌治療学会(編)：G-CSF適正使用ガイドライン，第2版．金原出版，2022

〈惠谷俊紀〉

5 陰茎癌

基本事項

- 陰茎の皮膚や組織内(主に亀頭や包皮から発生する)に発症する悪性腫瘍．組織型は扁平上皮癌が95％を占める．
- 人口10万人あたり0.2人とまれな癌で，発症年齢は50～60歳に最も多くみられる．
- ヒトパピローマウイルス(HPV，主なサブタイプは16型，6型，18型)，包茎，不衛生，喫煙などが陰茎癌のリスクである．
- 5年生存率50～60％(リンパ節転移なしは85％，ありは30～40％)．
- TNM分類を表4-15に示す．

表4-15 陰茎癌のTNM臨床分類

T-原発腫瘍

TX	原発腫瘍の評価が不可能
T0	原発腫瘍を認めない
Tis	上皮内癌(陰茎上皮内新生物-PeIN)
Ta	非浸潤局所扁平上皮癌[1]
T1	上皮下結合組織に浸潤する腫瘍[2]
T1a	上皮下結合組織に浸潤するが，脈管侵襲または神経周囲浸潤がなく，かつ分化度が低くない腫瘍
T1b	上皮下結合組織に浸潤し，脈管侵襲または神経周囲浸潤を伴う，または分化度が低い腫瘍
T2	尿道浸潤の有無に関係なく，尿道海綿体に浸潤する腫瘍
T3	尿道浸潤の有無に関係なく，陰茎海綿体に浸潤する腫瘍
T4	他の隣接組織に浸潤する腫瘍

注：[1] 疣贅性腫瘍を含む．
[2] 亀頭：粘膜固有層に浸潤する腫瘍．
包皮：真皮，粘膜固有層または肉様膜に浸潤する腫瘍．
体・根部：場所に関係なく，表皮と海綿体の間の結合組織に浸潤する腫瘍．

N-領域リンパ節

NX	領域リンパ節の評価が不可能
N0	触知または肉眼で確認できる鼠径リンパ節腫大なし
N1	触知可能な一側性の可動性鼠径リンパ節が1個
N2	触知可能な多発性または両側性の可動性鼠径リンパ節
N3	固定した鼠径リンパ節腫瘤，または一側性もしくは両側性の骨盤リンパ節腫脹

M-遠隔転移

M0	遠隔転移なし
M1	遠隔転移あり

〔UICC日本委員会TNM委員会(訳)：TNM悪性腫瘍の分類 第8版 日本語版．金原出版，pp188-189，2017より引用〕

診断のポイント

- 陰茎包皮の硬結，変形，潰瘍形成を認めた場合は，本症の存在を念頭におく．
- 尖圭コンジローマや梅毒の硬性下疳，皮膚の悪性腫瘍（乳房外 Paget 病，Bowen 病など）との鑑別が必要になる．
- 腫瘍マーカーは SCC 抗原．
- 30〜60％の患者に鼠径リンパ節の腫大を認めるが，約半数は炎症性のリンパ節腫脹である．炎症性のリンパ節腫脹を除外するために，抗菌薬治療を行ったり，生検を施行し判断することがある．
- 遠隔転移やリンパ節転移の評価には CT が，陰茎海綿体や尿道への浸潤の評価には MRI が有用．

治療法

- 病期によって手術〔陰茎部分切除術（図4-8）や陰茎全切除術（図4-9），鼠径リンパ節郭清〕，放射線療法，化学療法などが行われる．
- 化学療法は，タキサン系薬剤，シスプラチン，イホスファミドまたは 5-FU の併用療法が用いられることが多い．

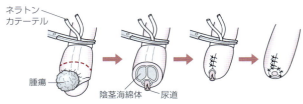

図 4-8　**陰茎部分切除術**

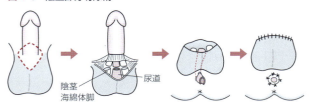

図 4-9　**陰茎全切除術**

要注意事項

- 発症から半年〜1 年ほど経過して受診することが多い．
- 尿閉を主訴に受診することもあるため，緊急で膀胱瘻造設が必要になることがある．

（飯田啓太郎）

6 精巣腫瘍（胚細胞腫）

基本事項
- 日本人男性の罹患率：人口10万人あたり1～2人．
- 発症年齢：乳幼児と青壮年期（AYA世代）に好発．
- 危険因子：精巣腫瘍の家族歴，停留精巣など．
- 組織型：①セミノーマ（精上皮腫），②非セミノーマ（胎児性癌，卵黄嚢腫，絨毛癌，奇形腫など），③混合型に大別され，セミノーマが最も多い（約35～50％）．
- 非セミノーマはセミノーマと比べて転移しやすく，予後不良．
- リンパ行性および血行性転移により，肺・後腹膜リンパ節に転移しやすい．

診断のポイント
- 片側精巣の無痛性腫大が典型的な症状．
- 陰嚢水腫や精巣上体炎との鑑別が大切．
- 超音波検査上，セミノーマは均一な低エコー，非セミノーマは不均一な多結節病変として描出されることが多い．MRIも診断に有用．
- 腫瘍マーカー（LDH，AFP，hCG）を測定する．非セミノーマの約40～60％でAFP高値を示す一方，セミノーマではAFPは陰性．LDHは精巣腫瘍に特異的なマーカーではないので注意．
- 診断時にAFP，hCGが高値である症例では，治療経過中の腫瘍マーカーの推移を定期的に観察する．AFPの半減期は約5日，hCGの半減期は約24時間．
- 胸部から骨盤部のCTが遠隔転移の検索に有用．必要に応じて，脳CT/MRI，骨シンチグラフィなどを撮影．
- FDG-PETは，進行性セミノーマにおける化学療法後の残存腫瘍の診断に有用との報告がある．

治療法
- 高位精巣摘除術により組織型を確認する（針生検は禁忌）．
- 組織型，画像所見，腫瘍マーカーにより病期・リスク診断を行う（表4-16，17）．
- 組織型・病期により，追加治療（化学療法，放射線治療，後腹膜リ

表 4-16 精巣腫瘍の日本泌尿器科学会病期分類

病期	定義
Ⅰ期	転移を認めず
Ⅱ期	横隔膜以下のリンパ節にのみ転移を認める
ⅡA	後腹膜転移巣が最大径5cm未満のもの
ⅡB	後腹膜転移巣が最大径5cm以上のもの
Ⅲ期	遠隔転移
Ⅲ0	腫瘍マーカーが陽性であるが，転移部位を確認しえない
ⅢA	縦隔または鎖骨上リンパ節（横隔膜以上）に転移を認めるが，その他の遠隔転移を認めない
ⅢB	肺に遠隔転移を認める B1：いずれかの肺野で転移巣が4個以下でかつ最大径が2cm未満のもの B2：いずれかの肺野で転移巣が5個以上，または最大径が2cm以上のもの
ⅢC	肺以外の臓器にも遠隔転移を認める

〔日本泌尿器科学会，他（編）：精巣腫瘍取扱い規約，第4版，金原出版，pp27-28, 2018 より改変〕

表 4-17 IGCCC（International Germ Cell Consensus Classification）

Good prognosis	
非セミノーマ	セミノーマ
精巣または後腹膜原発で，肺以外の臓器転移を認めない．さらに，腫瘍マーカーが以下の条件を満たす：AFP<1,000 ng/mL，かつhCG<5,000 mIU/mL，かつLDH<1.5×正常上限値	原発巣は問わないが，肺以外の臓器転移を認めない．さらに，腫瘍マーカーが以下の条件を満たす：AFPは正常範囲内（hCGおよびLDHに関しては問わない）

Intermediate prognosis	
非セミノーマ	セミノーマ
精巣または後腹膜原発で，肺以外の臓器転移を認めない．さらに，腫瘍マーカーが以下の条件を満たす：AFP≧1,000 ng/mL～≦10,000 ng/mL，またはhCG≧5,000 mIU/mL～≦50,000 mIU/mL，またはLDH≧1.5×正常上限値～≦10×正常上限値	原発巣は問わないが，肺以外の臓器転移を認める．さらに，腫瘍マーカーが以下の条件を満たす：AFPは正常範囲内（hCGおよびLDHに関しては問わない）

Poor prognosis	
非セミノーマ	セミノーマ
縦隔原発，または肺以外の臓器転移を認めるか，あるいは腫瘍マーカーが以下の条件を満たす：AFP>10,000 ng/mL，またはhCG>50,000 mIU/mL，またはLDH>10×正常上限値	該当症例なし

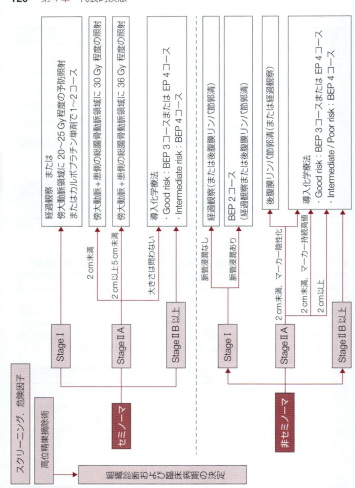

図 4-10 精巣腫瘍診療基本アルゴリズム
〔日本泌尿器科学会(編):精巣腫瘍診療ガイドライン 2015 年版. 金原出版, p5, 2015 より改変〕

ンパ節郭清)が計画される(図4-10).
- 初回化学療法として,BEP療法3〜4コースが推奨されている.転移を有する症例においても,約70〜80%は長期寛解が期待できる.
- 進行症例に対する救済化学療法として,イホスファミドを用いたVIP療法,VeIP療法,TIP療法などが用いられている.

要注意事項

- AYA世代に好発する悪性腫瘍であり,治療により将来の妊孕性に影響が及ぶことに配慮する必要がある.

[関連ガイドライン]
1) 日本泌尿器科学会, 他(編):精巣腫瘍取扱い規約, 第4版. 金原出版, 2018
2) 日本泌尿器科学会(編):精巣腫瘍診療ガイドライン2015年版. 金原出版, 2015

(安藤亮介)

7 副腎腫瘍

- 副腎腫瘍を理解するために必要な副腎のホルモンとその作用を，表4-18に示す．

表4-18 副腎ホルモンとその主な作用

副腎の部位		ホルモンの種類	働き
皮質	球状帯	鉱質コルチコイド（アルドステロン）	① Naの貯留 ② Kの尿中排泄↑
	束状帯	糖質コルチコイド（コルチゾール）	糖新生亢進
	網状帯	アンドロゲン	性の機能分化
髄質		カテコールアミン	交感神経亢進症状 高血圧・頻脈・発汗過多

❶ 原発性アルドステロン症

基本事項

- 副腎皮質の自律的なアルドステロン産生が引き起こすアルドステロン症．
- 症状：唯一の症状は軽度～中等度の高血圧．
- 性差：男：女＝1：2で，中年女性に多い．
- 頻度：従来は全高血圧患者の0.1～0.3％とされていたが，診断技術の向上により5％以上にみられるようになった．
- 分類：①片側性，②両側性，③副腎外病変に分類．以下が代表的：
  - ▶片側性：アルドステロン産生腺腫（APA）…原発性アルドステロン症の約70％．
  - ▶両側性：両側性副腎皮質球状層過形成（特発性アルドステロン症，IHA）…同約30％

診断のポイント

- 原発性アルドステロン症診断のフローチャートを図4-11に示す．

治療法

- 片側副腎からのアルドステロン過剰分泌が原因 ➡ 腹腔鏡下内視鏡的副腎摘出術．
- 両側からのアルドステロン過剰分泌が原因 ➡ 手術は行わない．内科的治療としてアルドステロンの拮抗薬（スピロノラクトン，エプレレノン）を投与．

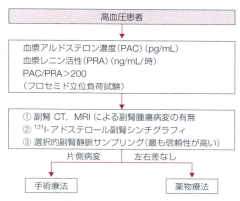

図 4-11　原発性アルドステロン症の診断

要注意事項

- CT のみで原発性アルドステロン症の局在診断を行わない．
- 径 2 cm 以上の副腎腫瘍では非機能性副腎腫瘍の合併，副腎癌の可能性も考慮する．画像では同定できない小さい腺腫が原因のこともあり，注意が必要である．

❷ Cushing 症候群

基本事項

- コルチゾールの慢性的な産生過剰と，それによる特徴的症状および身体的所見を呈する症候群．
- 特異的症候：
  ➤ 満月様顔貌．
  ➤ 中心性肥満または水牛様脂肪沈着．
  ➤ 皮膚の伸展性赤紫色皮膚線条（幅 1 cm 以上）．
  ➤ 皮膚の菲薄化および皮下溢血．
  ➤ 近位筋萎縮による筋力低下．
  ➤ 小児における肥満を伴った成長遅延．
- 非特異的症候：高血圧，月経異常，痤瘡（にきび），多毛，浮腫，耐糖能異常，骨粗鬆症，色素沈着，精神異常．
- 性差：男：女 = 1：3．
- 頻度：全高血圧患者に対する Cushing 症候群の割合は約 0.2%．

- Cushing 症候群の分類を**表4-19**に示す.

表4-19 Cushing 症候群の分類

ACTH 依存性 Cushing 症候群

- Cushing 病：下垂体腺腫からの ACTH 過剰分泌
- 異所性 ACTH 症候群
- 異所性 CRH 産生腫瘍によるもの
- その他：GRP（gastrin releasing peptide）産生腫瘍によるもの

ACTH 非依存性 Cushing 症候群

- 副腎腺腫
- 大結節性副腎過形成（AIMAH）
- 小結節性副腎過形成
- 原発性色素性結節性副腎異形成
- 副腎癌
- その他：GIP（gastric inhibitory polypeptide）に対する感受性増加，IL-1 受容体過剰発現，βアドレナジック受容体異常発現

AIMAH：ACTH independent macronodular adrenal hyperplasia.

診断のポイント

- Cushing 症候群の病型による検査所見を**表4-20**に示す.

表4-20 Cushing 症候群の病型による検査所見

	血中コルチゾール	血中ACTH	尿中17-OHCS	尿中17-KS
正常	→	→	→	→
単純性肥満	→	→	↑	→
Cushing 病	↑	↑	↑	↑
異所性 ACTH 症候群（腫瘍）	↑↑	↑↑	↑↑	↑
副腎腺腫	↑	↓	↑	↓〜→
結節性副腎過形成	↑	↓	↑	↓〜→
副腎皮質癌	↑	↓	↑〜↑↑	↑

治療法

1 下垂体性

- Cushing 病：下垂体腺腫摘除術.

2 副腎性

- 患側副腎摘除または腫瘍切除.
- ACTH 非依存性大結節性副腎過形成（AIMAH）：両側副腎摘除をした場合は副腎皮質ホルモンの補充を生涯継続する.

要注意事項

- ACTH非依存性Cushing症候群では副腎腫瘍（副腎偶発癌）に注意.

❸ 褐色細胞腫

基本事項

- クロム親和性細胞からなるカテコールアミン産生腫瘍.
- 症状：高血圧が顕著．患者の45%は発作性高血圧で，頻脈，発汗，起立性低血圧，過呼吸，冷たく湿った皮膚，激しい頭痛，狭心痛，動悸，悪心，嘔吐，心窩部痛，視覚障害，呼吸困難，感覚異常，便秘，死の切迫感などがみられる．
- 約90%は副腎髄質に発生（狭義の褐色細胞腫）．
- 10%は異所性褐色細胞腫（傍神経節細胞腫）で，交感神経系の傍神経節，頸動脈小体（大動脈分岐部），泌尿生殖器系，脳，心嚢，類皮嚢胞に発生．
- 悪性10%，小児発生10%，家族内発生10%．
- 好発年齢は20〜40歳で，性差はない．
- 両側副腎に発症するものは多発性内分泌腫瘍症（MEN）を疑う：
  - ▶MEN2型：甲状腺髄様癌を合併.
  - ▶MEN2A型：副甲状腺過形成.
  - ▶MEN2B型：口唇，舌，眼瞼などの粘膜の多発性粘膜腫.

診断のポイント

- 褐色細胞腫の診療アルゴリズムを図4-12（➡次頁）に示す.

治療法

- 外科的治療が基本.

要注意事項

- 発作は，腫瘍の触診，体位変換，腹部の圧迫またはマッサージ，麻酔導入，心的外傷などで誘発される.

❹ 副腎皮質癌

基本事項

- すべての癌に占める頻度は約0.02%で，非常にまれ.
- 予後は不良（後述）.
- 診断時の患者年齢（中央値）：44歳.
- 腫瘍径は大きいことが多い．6.5 cm以上は副腎皮質癌の可能性が高い.

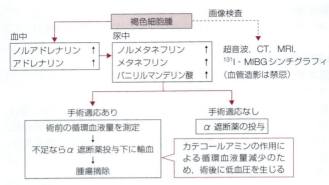

図 4-12 褐色細胞腫の診療アルゴリズム

- 診断時に副腎に限局しているものは約 3 割．7 割は診断時に転移を有する．
- 副腎皮質癌の分類を表 4-21 に示す．

表 4-21 副腎皮質癌の分類

内分泌活性癌(80%)
• Cushing 症候群
• 男性化腫瘍
• 女性化腫瘍
• アルドステロン症
• 上記の混合型

内分泌非活性癌
• 特異的な症状に乏しい．発熱や腫瘍による圧迫症状，転移出現などを契機に発見される

診断のポイント

- CT, MRI で評価し，鑑別困難な場合に限り針生検を行う．

治療法

- 外科的切除が基本．しかし，完全切除が可能であった限局癌の 5 年生存率は 40％ である．

［関連ガイドライン］
1) 日本泌尿器科学会, 他(編)：副腎腫瘍取扱い規約, 第 3 版. 金原出版, 2015

（河合憲康）

8 後腹膜腫瘍

基本事項

- 後腹膜腫瘍は，中胚葉組織，神経組織，胎生期遺残組織などから発生する比較的まれな腫瘍である(表4-22).
- CT などの画像検査により偶然発見される機会が増加している.
- 約半数は良性腫瘍.
- 悪性腫瘍では，リンパ系腫瘍を除くと平滑筋肉腫，脂肪肉腫，横紋筋肉腫など悪性軟部腫瘍の頻度が高い.
- 2013 年に改訂された悪性軟部腫瘍 WHO 分類では，これまで悪性線維性組織球腫と分類された腫瘍は，未分化/分類不能肉腫に再分類された.

表 4-22　原発性後腹膜腫瘍の分類

由来組織	良性腫瘍	悪性腫瘍
中胚葉組織由来		
脂肪組織由来	脂肪腫	脂肪肉腫
結合組織由来	線維腫	線維肉腫
組織球由来	良性線維性組織球腫	悪性線維性組織球腫
横紋筋組織由来	横紋筋腫	横紋筋肉腫
平滑筋組織由来	平滑筋腫	平滑筋肉腫
リンパ管由来	リンパ管腫	リンパ管肉腫
リンパ組織由来	Castleman リンパ腫	悪性リンパ腫
血管組織由来	血管腫	血管肉腫，悪性血管周皮腫
多潜能間葉由来	良性間葉腫	悪性間葉腫
その他		骨外性軟骨肉腫，骨外性骨肉腫，滑膜肉腫
神経組織由来		
末梢神経由来	神経鞘腫，神経線維腫	悪性神経鞘腫
交感神経由来	神経節腫	神経節芽腫，神経細胞腫
傍神経節由来	傍神経節腫	悪性傍神経節腫
その他		未分化神経外胚葉性腫瘍
胎生期遺残あるいは異所性組織由来		
	奇形腫	悪性奇形腫
その他		
		骨外性 Ewing 肉腫

診断のポイント

- 初期の段階では,ほとんど無症状.
- 腫瘍径が増大するにつれて,周囲臓器を圧排することにより自覚症状(腹部膨満感,腹痛,嘔気,便秘,排尿障害など)が出現する.
- 超音波,CT や MRI による画像検査(図 4-13)は,腫瘍の局在,周囲臓器・血管との位置関係を把握するうえで有用.しかし,良性・悪性の鑑別を含めた後腹膜腫瘍の鑑別診断は困難な場合がある.
- 生検による組織診断を行う際には,事前に画像検査を確認したうえで主要な細胞成分が存在する部位を採取することが重要.
- 最終的には手術による摘除組織に対する病理組織学的検査により診断される.

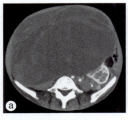 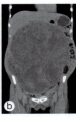

図 4-13 脂肪肉腫の造影 CT 像(a:横断像,b:冠状断像)
50 代女性.腹部全体に充満する 20 cm 大の腫瘍を認めた.腫瘍により右腎が左骨盤腔へと圧排されていた.

治療法

- 悪性軟部腫瘍の場合,手術による完全切除が治療の原則.
- 局所進行症例では,放射線治療・化学療法が追加されるが,補助療法としての有用性は限定的である.
- 転移を有する悪性軟部腫瘍に対する化学療法として,ドキソルビシンを中心とした化学療法が推奨されている.二次治療として,トラベクテジン,エリブリン,パゾパニブなどの薬剤が組織型にあわせて用いられる.

要注意事項

- 悪性軟部腫瘍は発生頻度が低く,その組織型が多岐にわたることから治療法の確立が困難な疾患である.治療方針の決定にはセカンドオピニオンを患者に勧めることも考慮する.

[関連ガイドライン]
1) 日本整形外科学会(監):軟部腫瘍診療ガイドライン 2020,南江堂,2020

(安藤亮介)

② 尿路結石症

1 腎・尿管結石

基本事項
- 尿路結石症は，尿が生成され尿路に排出される過程で析出した結晶成分が成長・凝集し，結石となりさまざまな症状を引き起こす疾患.
- ①上部尿路(腎～尿管)結石と，②下部尿路(膀胱～尿道)結石に分けられる.
- 主な成分として Ca 含有結石(シュウ酸 Ca，リン酸 Ca)が 80%，尿酸結石が 2.3%，感染結石が 2.1%，シスチン結石が 1.1%，その他が 14.5% を占める.
- 上部尿路結石の年間罹患率は，男性 192 人，女性 87 人(人口 10 万人対)，生涯罹患率は男性 15.1%，女性 6.8%.

診断のポイント

問診
- **病歴**：生活習慣の関連も多く，また遺伝的素因の関連もあるため，既往歴・既存症・家族歴などを聴取する.
- **症状**：顕微鏡的または肉眼的血尿，疝痛発作，頻尿・残尿感などの膀胱刺激症状，さらに感染を伴った場合は発熱・悪寒戦慄などの詳細を確認する.

検査
- **血液検査**：疝痛発作や腎盂腎炎の併発による白血球や CRP の上昇といった炎症所見がみられることがある. また片腎患者や両側例では BUN，Cre，eGFR などの腎機能の確認が重要.
- **尿検査**：尿潜血は，尿管の完全閉塞例や，無症状での長期介在例ではみられないこともある. 膿尿は感染結石を疑う. また極度の酸性尿は，X 線陰性結石の存在とあわせて，尿酸成分を含む結石を示唆する.
- **画像診断**：単純 CT は，KUB や超音波検査と比較し感度・特異度が高く，標準的な診断方法である. 経過観察には低線量 CT や KUB・超音波検査の併用を行う.

治療法

疝痛発作に対する治療

- NSAIDs が第 1 選択.
- 第 2 選択としてはペンタゾシンなどの麻薬性鎮痛薬が挙げられるが, 嘔吐などの消化器症状の副作用に注意する.
- アスピリン喘息の既往がある場合や小児, 妊婦ではアセトアミノフェンや麻薬性鎮痛薬の使用が望ましい.
- 鎮痙薬としてブチルスコポラミン臭化物やチキジウム臭化物を使用してもよい.

> ①ロキソニン®錠(60 mg)　1回1錠　疼痛時　内服
> ②ボルタレン®サポ®(25 mg* or 50 mg*)　1回1個　疼痛時　肛門内挿入(*体重<50 kg：25 mg, 体重>50 kg：50 mg を使用)
> ③カロナール®錠(200 mg)　1回2錠　疼痛時　内服
> ④アセリオ静注液(1,000 mg)　1回 0.5〜1 V　疼痛時　15 分かけて静脈内投与
> ⑤ソセゴン®注射液(15 mg)　1回1A　疼痛時　静脈内投与 or 筋肉内注射
> ⑥ブスコパン®注(20 mg)　1回1A　疼痛時　静脈内投与 or 筋肉内注射

結石に対する治療

1 排石治療

- 自然排石率は長径 5 mm 未満で 68%, 長径 5〜10 mm で 47%.
- 10 mm 以下の尿管結石では排石促進療法(medical expulsive therapy；MET)が推奨されている.

> ①ウロカルン®錠(225 mg)　1回1〜2錠　1日3回　毎食後
> ②ツムラ猪苓湯エキス顆粒(2.5 mg)　1回1包　1日3回　毎食前または毎食後

2 溶解療法

- 尿酸結石に対するアルカリ化療法(下記①), シスチン結石に対する合成阻害療法(②)とアルカリ化療法(①)などがある：

> ①ウラリット®配合錠　1回2〜4錠　1日3回　毎食後
> ②チオラ®錠(100 mg)　1回1〜5錠　1日4回　毎食後および就寝前

3 砕石治療(手術治療)

- 腎結石・尿管結石治療のアルゴリズムを図4-14, 15に示す.

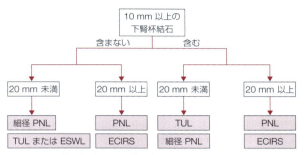

図4-14 腎結石治療のアルゴリズム

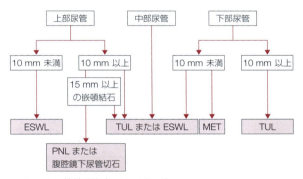

図4-15 尿管結石治療のアルゴリズム

- 体外衝撃結石破砕術(ESWL):
  - X線透視・超音波で照準をあわせた衝撃波エネルギーを体内の結石に照射して砕石.
  - 合併症:血尿, 発熱, 疼痛, 皮下出血, 腎被膜化血腫, stone street, 尿溢流, 腸管・肺損傷, 高血圧など.
  - 禁忌:妊婦, 出血傾向, 無機能腎, 腎盂腎炎, 結石存在部位の遠位尿管に狭窄がある場合.

- **経尿道的腎尿管砕石術（TUL）：**
  - ➤経尿道的に内視鏡（硬性または軟性尿管鏡）を逆行性に尿管内に挿入し，圧搾空気・ホルミウム YAG レーザーを用いて砕石．
  - ➤尿管の嵌頓結石では事前に尿管ステント留置（pre-stenting）や腎瘻造設を行うこともある．
  - ➤合併症：発熱，疼痛，尿管狭窄，尿管損傷，まれに敗血症など．
- **経皮的腎砕石術（PNL）：**
  - ➤経皮的腎瘻を作成し，内視鏡（硬性・軟性腎盂鏡）で圧搾空気・ホルミウム YAG レーザーを用いて砕石．
  - ➤近年では，21 Fr 以下のトラクトを使用した細径 PNL，TUL と PNL を同時併用した術式（endoscopic combined intrarenal surgery；ECIRS）も行われる．
  - ➤合併症：ESWL・TUL と比べて侵襲性は高く，出血（輸血のリスク），敗血症，気胸または血胸などの合併症がある．

再発予防

- 再発予防のアルゴリズムを図 4-16 に示す．

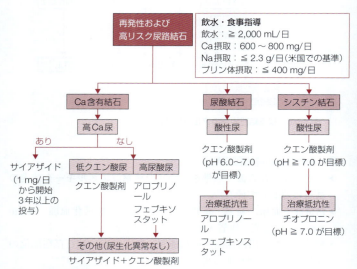

図 4-16 再発予防のアルゴリズム

1 飲水/食事指導

- **飲水指導**：1日2L以上の尿量となることが再発予防に有用．
- **Ca摂取**：Caは腸管内でシュウ酸と結合して糞便中に排泄させることでシュウ酸の吸収を抑制する．
- **Na摂取**：Naは尿細管におけるCaの再吸収抑制から尿中Ca排泄をきたすため，適度なNa摂取制限が有用と考えられる．
- **その他**
  ➤ 過剰摂取が発症リスクを高める食物として，シュウ酸およびプリン体がある．
  ➤ シュウ酸を多く含む食品として，葉菜類の野菜・タケノコ・紅茶・コーヒー・お茶（玉露・抹茶）・バナナ・チョコレート・ココア・ピーナッツ・アーモンドなどがある．
  ➤ プリン体を多く含む食品には，肉類（動物の内臓）・魚介類・干物などがあり，過剰摂取を避けることが必要．
  ➤ 動物性蛋白質の過剰摂取は，酸性尿の原因となり，シュウ酸Caや尿酸結石のリスクを高める．

2 薬物治療

- 高尿酸尿を伴うシュウ酸Ca結石に対する尿酸生成抑制薬（下記①②），尿pHの上昇による酸性尿の改善と結晶形成を抑制するクエン酸製剤（③），遠位尿細管でのNa利尿から近位尿細管でのNa・Ca再吸収によって高Ca尿症を是正するサイアザイドなどが，再発予防に有用：

> ①ザイロリック®錠（100 mg）　1回1錠　1日3回　毎食後
> ②フェブリク®錠（10 mg）　1回1〜4錠　1日1回　朝食後
> ③ウラリット®配合錠　1回2〜4錠　1日3回　毎食後

［関連ガイドライン］
1) 日本泌尿器科学会/日本泌尿器内視鏡学会/日本尿路結石症学会（編）：尿路結石症診療ガイドライン，第2版（2013年版）．金原出版，2013

（田口和己）

2 膀胱結石

基本事項

- 膀胱に存在する結石を指す．
- 本邦では下部尿路結石(膀胱＋尿道)は全体の4～5％を占める．
- 上部尿路結石に比較し感染結石(リン酸 Mg アンモニウム結石・カーボネートアパタイト)，尿酸結石が多い．
- 基礎疾患として下部尿路通過障害，膀胱機能障害，慢性尿路感染症を有することが多い(表 4-23)．

表 4-23 膀胱結石の基礎疾患

前立腺肥大症，神経因性膀胱，尿道狭窄，膀胱憩室，膀胱留置カテーテル，代用膀胱，膀胱腫瘍，膀胱異物

診断のポイント

症状

- 血尿・下腹部痛や頻尿・尿線途絶・排尿困難などの症状を主訴に受診することが多い．
- 時に排尿時痛が陰茎に放散して陰茎痛を主訴に受診することがある．
- 高齢者では無症状のこともある．
- 膀胱カテーテル留置患者が頻回に閉塞するときには，膀胱結石の存在を疑い腹部超音波検査を行うことが推奨される．

診断

- ほかの尿路結石の診断と同じように病歴聴取，身体所見，検尿，KUB，腹部超音波，CT，膀胱鏡を行い確認する(図 4-17, 18)．

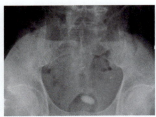

図 4-17 膀胱結石の KUB 所見

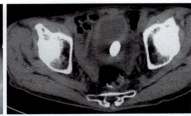

図 4-18 膀胱結石の CT 所見

- 検査を進める際には，基礎疾患の精査も並行して進める．
- KUB陰性結石が多いことに注意する．
- 腹部超音波検査は音響陰影を伴い移動性を認め，KUB陰性結石には有用である．

治療法

膀胱砕石術（cystolithotripsy）
- 経尿道的に内視鏡下にリソクラスト，超音波，レーザー，電気水圧衝撃波（EHL）などで砕石・抽石する方法．
- その際に前立腺肥大症も合併していれば同時に治療することもある．

膀胱切石術（cystolithotomy）
- 直径が50 mmを超えた際に経尿道的操作で摘出不可能な結石や憩室内結石に対して施行することもある．
- 下腹部を切開し膀胱前腔に至り膀胱高位切開により直接結石を摘出する手術．

要注意事項
- 膀胱結石の治療だけではなく，原因の検索を行い基礎疾患の治療も並行して行う．
- 感染を併発していることが多いので，手術前には尿培養で起因菌を同定し適切な抗菌薬治療も行う．時に敗血症をきたすことがあるので注意する．

［関連ガイドライン］
1) 日本泌尿器科学会/日本泌尿器内視鏡学会/日本尿路結石症学会（編）：尿路結石症診療ガイドライン，第2版（2013年版）．金原出版，2013

（小林隆宏）

3 副甲状腺腫瘍

基本事項
- 泌尿器科医が遭遇する副甲状腺腫瘍のほとんどが，副甲状腺の機能亢進により副甲状腺ホルモン（PTH）が分泌過剰される腺腫（80～90％）もしくは過形成（10～15％）である．
- 腺腫は1腺のみに認められ，2腺以上の腫大は過形成によることが多い．
- PTHは骨・腎・腸管への作用により血清Caを増加させる．
- **分類**：①化学型，②結石型，③骨型の3型に分類される．
- **発生率**：尿路結石症全体の5％を占める．
- **結石成分**：シュウ酸Ca，リン酸Caあるいはこれらの混合結石．

診断のポイント
- 高Ca血症を伴う結石患者では血清whole-PTHもしくはintact-PTHの測定が推奨される．
- PTH高値であれば副甲状腺腫瘍（副甲状腺機能亢進症）を疑い，頸部超音波・頸部造影CT・MRI・^{99m}Tc-MIBIシンチグラフィ・^{201}Tl-^{99m}Tcサブトラクションシンチグラフィなどにより部位診断を行う．
- 異所性甲状腺腫瘍の診断には，シンチグラフィが特に有用．

治療法
- 根治的治療は副甲状腺腺腫の外科的摘除．過形成の場合は副甲状腺全摘後1腺を自家移植する．合併症には出血，感染症をはじめ，反回神経麻痺による嗄声や嚥下障害がある．術後血腫による気管圧迫を防ぐためドレーンを数日留置する．
- そのほか，経皮的エタノール注入療法（PEIT），薬剤治療がある．

要注意事項
- 合併症である反回神経麻痺は時に重症な嚥下障害を生じることがある．
- 術後数日低Ca血症を生じ，口唇や指先のしびれが認められる．必要に応じてCaを補充する．

（海野　怜）

3 尿路・性器感染症

1 腎盂腎炎

基本事項
- 腎盂腎炎は，逆行性に尿道から膀胱を経て腎盂・腎杯に起こる細菌感染症．
- 通常悪寒・戦慄を伴い，発熱(弛張熱)・腰痛・全身倦怠感など全身症状を伴う．熱は夕方から出ることが多い．

診断のポイントと注意点
- 解剖学的に性的活動期の女性に多く，男性では尿路閉塞やほかの基礎疾患を疑う．
- 膀胱尿管逆流(VUR)や腎盂尿管狭窄などの先天性疾患を有する小児は，腎盂腎炎を繰り返すことがあり，注意を要する．
- 結石などの基礎疾患を有する複雑性と明らかな基礎疾患が認められない単純性，さらに急性と慢性とに分類され，治療前の細菌学的検査結果をふまえて治療方針を決定する．
- CT造影検査は診断上非常に有用(図4-19, 20)．

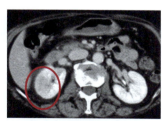

図4-19 右急性単純性腎盂腎炎
右腎実質造影不良域を認める．

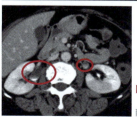

図4-20 両側急性腎盂腎炎で両側水尿管を認め，下部尿路通過障害のある症例
両側腎実質に造影不良域を認める．

- 血液検査と検尿・尿培養は必須であり，通常，好中球左方移動を伴う白血球増多と CRP 上昇が認められるが，CRP は炎症が起こってから 1 日ほど遅延して上昇することを念頭におくこと．
- 重症感染の場合は白血球も減少し，低体温となることがあり，注意を要する．
- 閉塞があり，膿尿がない場合もあり，CT で評価する必要がある．
- 女性の場合，外陰部のコンタミネーションに注意し，正確な検査が必要と考えた場合には導尿で検尿培養を提出する．

治療法

- **単純性腎盂腎炎**：多くが大腸菌などグラム陰性桿菌をターゲットとした抗菌薬を第 1 選択とする．通常は 1 週間以内で治癒に向かう：

> ①レボフロキサシン（クラビット®錠） 1 回 500 mg 1 日 1 回 7～14 日間
> ②シプロフロキサシン（シプロキサン®錠） 1 回 200 mg 1 日 3 回 7～14 日間
> ③セフジトレンピボキシル（メイアクト MS®錠） 1 回 100 mg 1 日 3 回 7～14 日間

- **複雑性腎盂腎炎**：医療関連感染として緑膿菌，腸球菌も原因菌として考慮する．治療期間は 7～10 日間，血流感染を伴う場合は原則として最低 14 日間必要：

> ①セフォチアム（パンスポリン®静注用） 1 回 1～2 g 1 日 3～4 回 14 日間
> ②セフトリアキソン（ロセフィン®静注用） 1 回 1～2 g 1 日 1～2 回 14 日間
> ③タゾバクタム・ピペラシリン（ゾシン®静注用） 1 回 4.5 g 1 日 3 回 14 日間

- いずれの場合も培養結果が判明次第，definitive therapy に切り替える．
- 近年キノロン耐性菌が増加しており，また，ESBL 産生菌も検出されている．カルバペネム系薬なども有効であり，これらを考慮して治療を行う．
- 採血結果，呼吸数などから重症感染症と判断した場合は，早急に

抗菌薬を投与し，入院管理とする．
- 尿路閉塞が原因と考えられる場合は，ステント留置，腎瘻など適切な処置を早急に考慮する．
- **妊婦の腎盂腎炎**：無症候性細菌尿を治療することにより妊娠中の有熱性尿路感染を 20〜40％程度予防できるとの報告もあり，積極的に治療することが推奨されている（キノロン系薬は催奇形性あり禁忌）：

> ①セフジトレンピボキシル（メイアクトMS®錠）　1回100 mg　1日3回　14日間
> ②**重症例**：セフォチアム（パンスポリン®静注用）　1回1〜2 g　1日3〜4回　14日間

要注意事項

- 敗血症となり，重症化する場合もあることを患者に十分説明する．
- 小児例では，繰り返すと腎実質障害の原因となる可能性があることを説明する．

［関連ガイドライン］
1) 日本感染症学会，日本化学療法学会（編）：JAID/JSC 感染症治療ガイドライン 2015—尿路感染症・男性性器感染症．日化療会誌 64：1-30, 2016

（岡村武彦）

2 膀胱炎

基本事項
- 膀胱炎の原因は直腸常在菌による上行性尿路感染である．
- 明らかな基礎疾患が認められない単純性と，基礎疾患を有する複雑性とに分類される．

診断のポイント
- 頻尿，排尿痛，尿意切迫感，残尿感，下腹部の不快感など膀胱刺激症状を呈する．
- 発熱は伴わない．
- 性的活動期および閉経前の女性に多く，男性ではまれ．
- 原則として膿尿および細菌尿の有無により判断する．
- 膿尿がみられるにもかかわらず，一般細菌培養で起因菌を同定できない場合，無菌性膿尿として尿路結核と鑑別する必要がある．
- 起因菌は大腸菌(*E. coli*)が約70％と最も多く，その他 *Proteus mirabilis* やクレブシエラ属などを含め，グラム陰性桿菌が約80～85％を占める．

治療法
- グラム陰性桿菌をターゲットとした抗菌薬を第1選択とする：

> - フロモックス®錠(100 mg)　1回1錠　1日3回　食後　5日間
> - クラビット®錠(500 mg)　1回1錠　1日1回　3日間
> - メイアクトMS®錠(100 mg)　1回1錠　1日3回　食後　5日間

- BLI配合ペニシリン系薬，セフェム系薬，キノロン系薬いずれも90％以上の感受性が認められる．
- ESBL産生菌に対して，経口抗菌薬としてはファロペネム，ホスホマイシンなどが有効．
- カテーテル留置例など，慢性複雑性膀胱炎では抗菌薬の投与適応にならない．

要注意事項
- 十分な水分摂取により尿量を確保するように促す．
- さらなる逆行性感染により腎盂腎炎に移行する場合がある．
- 女性の場合，採尿時のコンタミネーションに注意する．
- 抗菌薬で改善しない場合には，膀胱上皮内癌との鑑別も必要．

(小林大地)

3 前立腺炎

基本事項
- 発熱,排尿痛,頻尿,会陰部痛,肛門部痛などを主訴とする.
- 細菌性と非細菌性に分類され,前者は尿道から前立腺炎への逆行性細菌感染症,後者は骨盤静脈叢のうっ滞や,ストレスなどの心因性要因が関連するとされている.
- 急性細菌性では,膀胱炎症状のほか,悪寒・戦慄を伴う発熱,全身倦怠感を呈し,排尿困難,尿閉をきたすこともある.
- 敗血症に移行し,重症化する場合がある.

診断のポイント
- 尿所見では,膿尿,細菌尿がみられる.
- 急性細菌性の血液所見では,白血球増多,CRP上昇などの急性感染所見がみられる.

治療法
- 細菌性の多くが大腸菌を起因菌とし,グラム陰性桿菌をターゲットとした抗菌薬を第1選択とする:

> ①ST合剤(バクタ®配合錠) 1回2錠 1日2回
> ②レボフロキサシン(クラビット®錠) 500 mg 1回1錠 1日1回

- 高熱がみられる場合などは,入院のうえ,十分な補液を同時に行う.
- 尿閉時は尿道カテーテルの留置は行わず,ネラトンカテーテルによる間欠的導尿を行う.

要注意事項
- 直腸診で熱感を伴った前立腺を触知し,著明な圧痛を認めるとされるが,急性期の直腸診は敗血症を誘発する可能性があるため,控える.

[関連ガイドライン]
1) 日本泌尿器科学会(編):男性下部尿路症状・前立腺肥大症診療ガイドライン.リッチヒルメディカル,2017
2) 日本感染症学会,日本化学療法学会(編):JAID/JSC感染症治療ガイドライン2015—尿路感染症・男性性器感染症.日化療会誌 64:1-30, 2016

(永井 隆)

4 精巣上体炎

基本事項
- 病原微生物が尿道・精管から逆行性感染することにより,精巣上体の腫脹と疼痛をきたす疾患.

診断のポイント
- 発熱・陰嚢痛が主症状.尿道炎を合併すると尿道痛をきたす.
- 身体所見では陰嚢の発赤・腫大・熱感・圧痛を認める.
- 陰嚢の挙上で疼痛緩和される(Prehn 徴候は陰性).
- 尿所見では 50~54% で膿尿を認める.
- 性感染症を疑う場合はクラミジア・淋菌の検索も必要.
- 血液所見では白血球増多,CRP の上昇など急性炎症所見を認める.

治療法
- 抗菌薬治療を基本とする:

> ①レボフロキサシン(クラビット®錠)(500 mg) 1回1錠 1日1回
> ②セフカペンピボキシル(フロモックス®錠)(100 mg) 1回1錠 1日3回

- 重症例には点滴静注による抗菌薬投与が望ましい:

> ・セフトリアキソン(ロセフィン®静注用) 1回2g 1日1回

- 淋菌・クラミジア感染症を疑う場合はそれに準じた治療を行う.
- 解熱鎮痛薬,冷罨法も有効.
- 抗菌薬でのコントロールが不良な場合は外科的切除を考慮する.

要注意事項
- 鑑別疾患として精巣捻転症(精索軸捻転症),精巣垂捻転症,ムンプス精巣炎,精索静脈瘤などがある(表4-24).
- 超音波所見は精巣捻転症の除外には有用ではないとされている.
- 小児で感染を繰り返す場合,尿路奇形を合併している場合がある.

表 4-24 急性精巣上体炎の鑑別

	急性精巣上体炎	精巣捻転症	ムンプス精巣炎	精索静脈瘤
発症	急性の発症	突然の発症	急性の発症	緩徐な発症
疼痛	強い	強い	強い	軽い
発熱	しばしばあり	基本的にない	しばしばあり	ない
尿道分泌物	尿道炎合併時にあり	なし	なし	なし
耳下腺の腫大	なし	なし	基本的にあり	なし
触診	精巣上体の腫大・圧痛	精索の肥厚 精巣の腫大・圧痛	精巣の腫大・圧痛	精索の腫大と軽度の圧痛
Prehn 徴候	陰性	陽性	陰性	陰性
超音波所見	精巣上体の腫大 血流は正常〜増加	精巣の血流は欠如・激減	精巣の血流は正常〜増加	ブドウの房状の無エコー域

[関連ガイドライン]
1) 日本感染症学会,日本化学療法学会(編)JAID/JSD 感染症治療ガイドライン 2015—尿路感染症・男性性器感染症.日化療会誌 64:1-30,2016
2) 日本性感染症学会(編):性感染症診断・治療ガイドライン 2016.2016(2017 年一部改訂)
3) 日本泌尿器科学会(編):急性陰嚢症診療ガイドライン 2014 年版.金原出版,2014

(茶谷亮輔)

5 性感染症(STI)

- 性感染症(STI)とは広義の性行為によって伝播される感染症.
- 男性では尿道炎が多い.
- 陰部周囲の皮膚に病変をきたす性器ヘルペス,梅毒,尖圭コンジローマ,ケジラミ症なども含まれる.

❶ 尿道炎

基本事項

- ①淋菌性,②クラミジア性,③非クラミジア性非淋菌性に分類される.
- 症状は排尿痛と尿道分泌物.

診断のポイント

- 淋菌性とクラミジア性の鑑別診断のポイントを表4-25に示す.
- グラム染色によりグラム陰性球菌である淋菌の有無を確認し,淋菌性,非淋菌性を判断することが望ましいが,初尿を用いた核酸増幅による検査を行うことが多くなっている.

表4-25 尿道炎の鑑別診断

	淋菌性尿道炎	クラミジア性尿道炎
感染から発症までの期間	3〜7日	1〜3週
尿道痛,排尿痛	強い	弱い
尿道分泌物	多量,黄白色,膿性	少量,漿液性
その他	外尿道口周囲の発赤	尿道の掻痒感,不快感,違和感

治療法

淋菌性尿道炎

- セフトリアキソンまたはスペクチノマイシンを用いる:

> ①ロセフィン® 静注用 1g 静注 単回投与
> ②トロビシン® 筋注用 2g 筋注 単回投与

クラミジア性尿道炎

- アジスロマイシンまたはクラリスロマイシンを用いる:

① ジスロマック®錠(250 mg) 4錠 単回投与
② ジスロマック® SR成人用ドライシロップ 2g 単回投与
③ クラリス®錠(200 mg) 1回1錠 1日2回 7日間

非クラミジア性非淋菌性尿道炎

- *Mycoplasma genitalium*, *Ureaplasma urealyticum*, トリコモナスなどが原因菌.
- トリコモナス尿道炎に対してはメトロニダゾール内服を行う:

- フラジール®内服錠(250 mg) 1回1錠 1日2回 10日間

- その他の場合はアジスロマイシンを使用し,治療失敗例にはシタフロキサシンを用いる:

- グレースビット®錠(50 mg) 1回4錠 1日1回

要注意事項

- 淋菌性尿道炎は,耐性菌が問題となってきている.

❷ 梅毒

基本事項

- 梅毒トレポネーマ(*Treponema pallidum* subspecies *pallidum*;TP)感染症.
- 感染後,数時間で血行性に中枢などの全身に撒布される.
- 3週間経過すると,梅毒トレポネーマ侵入部位である感染局所(男性では冠状溝,包皮,亀頭部)に小豆大〜示指頭大の硬結が生じてくる(初期硬結).やがて周囲の浸潤が強くなり硬く盛り上がり,中心に潰瘍を形成して軟性下疳となる.
- 一般的に疼痛などの自覚症状は少ない.
- やや遅れて両側鼠径部などの所属リンパ節の無痛性腫脹が出現する.

診断のポイント

(1) 梅毒血清反応(STS)

- カルジオリピンを抗原とする非特異的なRPRカードテスト,自動化法による測定,凝集法がある.
- 梅毒の治療効果と相関するため,治療時には,定期的に追跡し定量値が8倍以下,自動化法では16 R.U.未満に低下することを確認する.

(2) TP抗体の検出

- TPHA試験が一般的である．陽性なら現在の感染もしくは既往感染を示す．

治療法

- ペニシリンが第1選択．ペニシリンアレルギーがあればミノサイクリン塩酸塩を使用する：

> ①バイシリン® G顆粒　1回40万単位　1日3回
> ②サワシリン®錠(250 mg)　1回2錠　1日3回
> ③ミノマイシン®錠(50 mg)　1回2錠　1日2回　※カプセル(100 mg)もある．

要注意事項

- 近年増加傾向にあり，拡大を防ぐため早期発見，適切な診断治療が必要である．

❸ 尖圭コンジローマ

基本事項

- 性器へのヒトパピローマウイルス(HPV)感染．
- 粒状の表面を持つ単独または複数の乳頭状，鶏冠状またはカリフラワー状の疣贅が外性器に発症する．
- 男性では陰茎の亀頭，冠状溝，包皮内板外板，陰嚢などに発症．
- 肛門，肛門内，尿道にも発症する．

診断のポイント

- 感染機会の有無の確認と特徴的な疣贅の視診より診断が可能．

治療法

- **ベセルナクリーム**：疣贅に対して隔日で週3回塗布．
- **凍結療法**：液体窒素を含ませた綿棒を，疣贅に何度か数秒間病変が白くなるまで押し当て，凍結壊死させる．
- **外科的療法**：炭酸ガスまたはホルミウムレーザーによる蒸散や電気メス，ハサミなどによる切除法．

要注意事項

- レーザー蒸散は組織傷害の深度が浅く，治癒も早く，瘢痕も残りにくいが，レーザー蒸散時にはHPVを含む煙が発生するので吸引が望まれる．

❹ 性器ヘルペス

基本事項

- 単純ヘルペスウイルス（HSV）1型または2型の感染．
- 性器に浅い潰瘍性または水疱性病変を形成する．
- 潜伏期間は2～10日間．
- 性器に感染（初感染）すると，神経を上行し主として腰仙髄神経節などに潜伏感染する．
- 潜伏感染したHSVは何らかの刺激によって再活性化され神経を下行し，再び皮膚や粘膜に現れ病変を形成する（再発または回帰感染）．
- 初感染時には，性器にかゆみや違和感を伴った直径1～2 mmの複数の水疱が出現し，第3～5病日から水疱が破れて融合し，円形の有痛性の浅い潰瘍となり，1週間前後で最も重症化する．その間，鼠径リンパ節の腫脹や尿道分泌物もみられる．
- 病変は亀頭，陰茎体部に多い．
- 回帰発症時は初感染よりも症状が軽いことが多く，治癒までの期間も短い．

治療法

- アシクロビルまたはバラシクロビルを用いる：

> ①ゾビラックス®錠（200 mg）　1回1錠　1日5回
> ②バルトレックス®錠（500 mg）　1回1錠　1日2回

［関連ガイドライン］
1) 日本性感染症学会（編）：性感染症診断・治療ガイドライン2016．2016（2017年一部改訂）

（秋田英俊）

6 尿路結核

基本事項

- 結核菌群（*Mycobacterium tuberculosis* complex）が尿路（腎，尿管，膀胱，前立腺など）へ感染した状態であり，代表的な菌種には結核菌（*M. tuberculosis*），*M. bovis* などが含まれる．
- 感染症法で，国への届け出が義務付けられている（2類感染症）．
- 膀胱癌治療に用いる *M. bovis* BCG（いわゆる BCG 菌）による尿路感染は，感染症法上は尿路結核には含まれず，国に届け出る必要はない．
- 大部分は結核菌の血行性転移であり，腎結核を経て順行性に尿管や膀胱に感染する．

診断のポイント

- <u>無菌性膿尿</u>や無症候性血尿を呈することが多い（感度 90％以上）が，特異的な所見に乏しい．発熱や体重減少はほとんど呈さない．
- 持続する原因不明の膀胱刺激症状に加えて，結核菌感染の既往，曝露歴がある場合は積極的に疑う．
- 近年では <u>HIV 感染</u>が背景に潜んでいることもあるため，注意を要する．
- 早朝尿を用いた抗酸菌染色，培養，PCR を複数回行うことが勧められる（感度にばらつきがあるため）．PCR が感度（87〜100％），特異度（93〜98％）とも最も高いが，尿路結核の否定は全身精査とあわせて慎重に行う必要がある．

治療法

- 抗結核薬内服により治療するが，専門施設・専門科での加療が望ましい．
- 最近はリファンピシンを中心とした抗結核薬の併用が主力となり，その結果，再発が少なくなってきた．
- 尿路の閉塞がある場合は，尿管ステントやカテーテルを用いたドレナージや腎摘除術が有効なこともある．

要注意事項

- 結核菌は経気道以外の感染経路がまれである．そのため，院内感染対策として尿路結核患者を隔離する必要性は乏しい．ただし濃厚に接触する医療従事者は，十分な感染対策を講じるべきである．

（守時良演）

7 膿腎症，腎膿瘍，気腫性腎盂腎炎

基本事項

- 膿腎症：腎盂・腎杯内が膿汁で満たされた状態のことであり，上部尿路閉塞による水腎症に細菌が感染することで生じる．
- 腎膿瘍：腎実質内に膿瘍が形成された状態．
- 気腫性腎盂腎炎：CT などで腎実質や腎周囲にガス像を伴う細菌性腎盂腎炎．
- 起因菌は腸内細菌科のグラム陰性桿菌や緑膿菌が大部分を占める．ただし腎膿瘍は，逆行性ではなく順行性感染(血行性感染)の可能性もあり，その場合は黄色ブドウ球菌(*S. aureus*)の可能性を念頭におく(MRSA のカバーを忘れない)．
- またガス像のある気腫性腎盂腎炎では，「ガス産生の嫌気性菌」ではなく，大腸菌(*E. coli*)と肺炎桿菌(*K. pneumoniae*)が起因菌の大半を占める．

診断のポイント

- 腎盂腎炎の理学所見に加えて，超音波検査や CT の特徴的な所見から診断がつくことが多い(図 4-21)．
- 腎盂腎炎の診断で抗菌薬治療を開始後でも，72 時間以内に解熱しない場合は，これらの病態を疑い精査する必要がある(腎盂腎炎では，適切な抗菌薬加療により，ほぼ 100% が加療開始 72 時間以内に解熱する)．

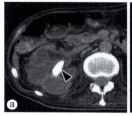 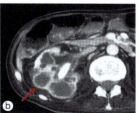

図 4-21 膿腎症の CT 所見
黒三角：腎結石，色矢印：膿腎症．

治療法

- 起因菌が確定するまでは，広域抗菌薬を最大用量で用いる．
- 起因菌が同定できれば，速やかに de-escalation を行う．

> ①メロペネム点滴静注用　1回1g　1日3回
> ②ゾシン®静注用　1回4.5g　1日3〜4回
> ③バンコマイシン塩酸塩点滴静注用　トラフ値15〜20 μg/mL（順行性感染で MRSA が疑われる場合）

- 抗菌薬投与に加えて，尿管ステント留置や腎瘻など外科的ドレナージが必要となることが多い．
- 外科的ドレナージでもコントロール不良の場合には，腎摘除術が必要になることがある．
- 糖尿病が基礎疾患にあることが多く，その場合は厳密な血糖コントロールが必須である．

注意事項

- 高頻度で敗血症性ショックをきたすため，画像検査で診断がついた場合は血液培養 2〜3 セットに加えて，できるだけ早期の治療介入を行う．
- 抗菌薬投与を漫然と続けることで重症化し，ドレナージのタイミングを逸することは避けなければならない．
- 尿路結石が背景にある場合は，積極的な結石治療の適応である．感染改善に加えて血糖コントロールがついた時点で，速やかに結石の治療を行う．

（守時良演）

4 外傷

1 腎外傷

基本事項
- 打撲による鈍的損傷がほとんどであり、刺創、切創、銃創などの穿通性損傷は少ない.
- 損傷の程度は腎被膜下損傷が47%、表在性損傷が22%、深在性損傷が25%、腎茎部損傷が6%を占める. また腎損傷の40〜57%には多臓器の合併損傷が存在し、他科との連携が重要である.
- 腎損傷の分類には、日本外傷学会のJAST分類（図4-22 ➡ 次頁）が主に用いられている.

診断のポイント
- 腎損傷前に存在する腎疾患（水腎症、腎細胞癌、腎血管筋脂肪腫など）に留意する.
- 腎損傷の診断には造影CT検査が有用. 動脈相、実質相および尿路相の撮影により、動脈損傷および腎実質損傷、血腫、尿漏などの有無を確認する.

治療法（図4-23 ➡ 153頁）
- Ⅰ型は保存的治療（止血薬投与と安静）の適応. Ⅱ型も大部分の症例で積極的に保存的治療が勧められる. Ⅲ型で保存的治療を行うためには、循環動態が安定していることと、尿漏が持続進行していないことが必要条件である.
- CTで血管外漏出像や血腫が広がっている場合（腎茎部血管損傷を除く）は、選択的腎動脈塞栓術（transcatheter arterial embolization；TAE）の適応.
- 循環動態が安定しないⅢ型以上の症例は、手術を考慮. 腎茎裂傷（PV）や重症の裂傷（Ⅲb）では腎摘除術、腎部分切除術や腎縫合術を検討する.
- 尿漏は循環動態が安定していれば自然消退を期待する. 発熱や腹痛などの臨床症状が遷延すれば、尿管ステントあるいは経皮的ドレナージを検討する.

Ⅰ型	被膜下損傷	subcapsular injury
a.	被膜下血腫	subcapsular hematoma
b.	実質内血腫	intraparenchymal hematoma
Ⅱ型	表在性損傷	superficial injury
Ⅲ型	深在性損傷	deep injury
a.	単純深在性損傷	simple deep injury
b.	複雑深在性損傷	complex deep injury

[Appendix]

腎茎部血管損傷(pedicle vessel)は PV として表記する. 血腫の広がりが Gerota 筋膜内に留まるものは H1, Gerota 筋膜を超えるものは H2 と表記する.

尿漏が Gerota 筋膜内に留まるものは U1, Gerota 筋膜を超えるものは U2 と表記する.

[形態分類の説明]

Ⅰ型:腎被膜の連続性が保たれていて, 血液の被膜外への漏出がない損傷形態をいう. 被膜下血腫(Ⅰa)と実質内血腫(Ⅰb)がある.

Ⅱ型:腎皮質に留まると思われる損傷があり, 腎被膜の連続性が保たれていない場合(腎外への出血を認める場合)をいう.

Ⅲ型:損傷が腎実質の 1/2 以上の深さにおよぶ場合をいう. おおむね腎髄質に達する場合をいう. 離断, 粉砕があればbとする.

[記載方法]

損傷分類の前に右腎は r, 左腎は l とする. また, 腎を三分し上部は(U), 中部は(M), 下部は(L)とする. 表記の順は左右別, 損傷形態部位, Appendix の順とする.

例:(rU):右腎上部, (lL):左腎下部

例:Ⅲa(lL)(左腎下部のⅢa型損傷)
S-Ⅲb(rM)(刺創により右腎中部の離断を生じた)
Ⅲb(rL)H2(右腎下部の複雑深在性損傷で, Gerota 筋膜を超える後腹膜血腫を生じている)

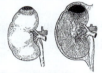 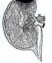 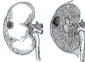 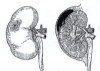

Ⅰa型 被膜下血腫 Ⅰa(rU)　　Ⅰb型 実質内血腫 Ⅰb(rM)　　Ⅱ型 表在性損傷 Ⅱ(rU)H1

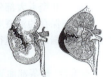 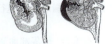 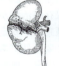

Ⅲa型 単純深在性損傷 Ⅲa(rM)H1, U1　　Ⅲb型 複雑深在性損傷 Ⅲb(rM)H1, U1

図 4-22 日本外傷学会腎損傷分類 2008(JAST 分類 2008)
〔日本外傷学会臓器損傷分類委員会:腎損傷分類 2008(日本外傷学会). 日外傷会誌 22:265, 2008 より転載〕

要注意事項

- 抗凝固薬や抗血小板薬服用中の場合は中止する.
- 早期および晩期合併症として後出血, 尿漏, 高血圧, 感染, 仮性動脈瘤, 動静脈瘻, 水腎症などがある.

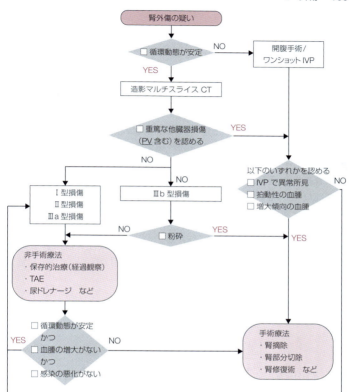

図4-23 腎外傷診療アルゴリズム
〔日本泌尿器科学会(編):腎外傷診療ガイドライン2016年版.金原出版,pxviii,2016より改変〕

- 小児は成人と比較し軽度の外力で腎外傷を受けやすいが,Ⅲ型またはPVでも保存的治療で治癒が可能なことが多い.

[関連ガイドライン]
1) 日本泌尿器科学会(編):腎外傷診療ガイドライン2016年版.金原出版,2016

(橋本良博)

2 尿管損傷

基本事項

- 後腹膜に細長く存在する尿管は，外力による鈍的損傷はまれ．
- 原因：
  - 医原性が多く，腎盂・尿管鏡操作によるもの，骨盤内手術の合併症として生じるものがほとんど．
  - そのほか，深在性腎損傷や腎離断などの高度な腎損傷に合併したり，銃創や刺傷による貫通性損傷なども生じうる．

診断のポイント（図4-24）

- 尿管損傷が疑われる場合，可能な限り逆行性尿管造影を行い，損傷部位の状況を把握すべき．
- 全周性な離断も疑われる場合，静脈性や順行性などの直接性腎盂造影も行われる．
- 尿溢流が認められた場合，逆行性あるいは直接性腎盂尿管造影後のCTが，その広がりを判定するために有用．

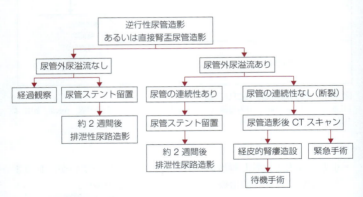

図4-24 尿管損傷の診療アルゴリズム

治療法

- 尿管損傷が認められても，全周性な離断でなければ尿管ステントを留置．また，尿溢流による二次的な感染症状が生じた場合，損傷部の狭窄増加予防のために，周囲化膿性尿瘤部にドレナージチューブ挿入も考慮すべきである．
- 尿管ステントが留置できない場合，または完全な離断の場合には，開放手術により一期的手術を行うか，順行性腎盂造影に引き続き，前者の場合は尿管ステント留置，後者の場合は<u>腎瘻造設後に後日尿管再建術</u>を行う．
- 中部尿管と下部尿管の離断例は，距離的に可能ならば尿管膀胱新吻合術，吻合部緊張が強ければ psoas hitch 法，距離が長い場合は膀胱壁のフラップを利用する Boari 法もある．
- <u>上部尿管は端々吻合術が不可能な場合</u>，または腎盂尿管移行部と膀胱尿管移行部ともに離断した場合，<u>尿管回腸膀胱吻合術が必要</u>となる．または自家腎移植も検討．

要注意事項

- 上部尿路の内視鏡手術の際，尿管損傷についても患者に十分説明しておく．
- 損傷後に尿管ステントを留置した症例では抜去後の狭窄の可能性について，尿管離断症例では次のステップに進む前に，現在の状況とこれから必要になることやその後予想される経過について，十分に説明する．

〈金本一洋〉

3 膀胱損傷

基本事項

- 膀胱は頭側を除き骨盤骨に囲まれているため,損傷はきたしにくい.
- 骨盤骨の未発達な小児や,成人においても骨盤環に2か所以上骨折部を有する場合に起こりやすい.
- 膀胱充満時の圧迫による鈍的損傷と,外因性による鋭的損傷があるが,腹腔内との交通性の有無により,腹膜内損傷と腹膜外損傷に区分する(図4-25).
- 原因:①交通外傷や転落・転倒などによる重症の骨盤骨折に合併,②経尿道的の手術や婦人科または外科による骨盤内手術に伴う医原性,③統合失調症などで向精神薬服用中や骨盤内放射線治療後晩期合併症による自然破裂,など.

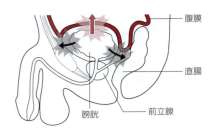

図4-25 膀胱破裂
色矢印:腹膜内破裂,黒矢印:腹膜外破裂.

診断のポイント(図4-26)

- 下腹部の外傷時に顕微鏡的〜肉眼的血尿を認め,尿道損傷を除外できる場合.
- 尿道カテーテルを膀胱まで挿入し,膀胱造影(側面も含む)施行.
- CT施行時,低濃度の尿路用造影剤をできれば300 mL以上膀胱内に注入し,クランプ後スキャン.

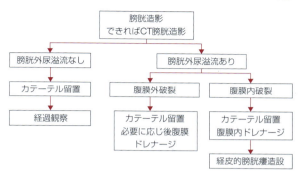

図 4-26　膀胱損傷の診療アルゴリズム

治療法

- 膀胱外尿溢流の有無と部位を鑑別後，尿道バルーンカテーテルを留置.
- 膀胱外溢流があれば，損傷程度や患者状況などにより，開放性の腹腔内ドレナージあるいは後腹膜ドレナージの施行も検討.
- 必要に応じて，経皮的膀胱瘻造設術も施行.
- 肉眼的にリアルタイムで損傷をきたした医原性で特殊な場合は，膀胱外からの縫合で膀胱の修復を補強.

要注意事項

- 膀胱造影の所見によっては，膀胱カテーテル留置が長期になる可能性を，前もって十分に説明しておく.

（金本一洋）

4 尿道損傷

基本事項

- ほとんどが男性に生じる.
- 損傷部位により，①**前部尿道損傷**（球部尿道，振子部尿道）と②**後部尿道損傷**（膜様部尿道，前立腺部尿道）に分類される.
- 前部尿道損傷は騎乗損傷や会陰部打撲に，後部尿道損傷は骨盤骨折に伴うことが多い.
- 尿道カテーテル留置に伴う医原性尿道損傷もしばしばみられる.

診断のポイント

- 会陰部打撲や骨盤骨折に，外尿道口血液付着，血尿，尿閉があれば尿道損傷が疑われる.
- 直ちに逆行性尿道造影を行い，損傷の有無・部位を確認する.
- 断裂がある場合，一般的に急性期は膀胱瘻で管理し，骨盤内血腫や尿が吸収され感染の落ち着いた3か月以降に尿道の再評価を行う.

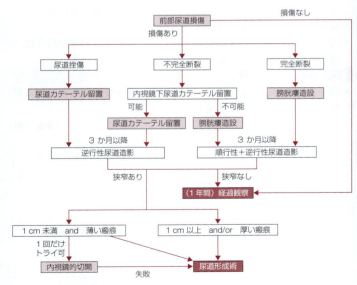

図 4-27 前部尿道損傷の治療アルゴリズム

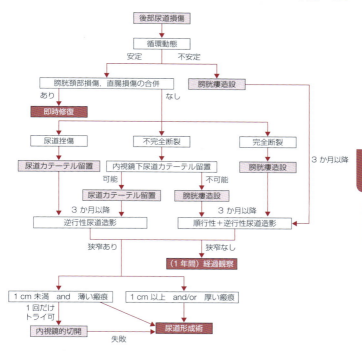

図 4-28 後部尿道損傷の治療アルゴリズム

治療法

- 診断・治療のアルゴリズムを前部尿道損傷(図 4-27)と後部尿道損傷(図 4-28)に分けて示す．
- 骨盤骨折に伴う後部尿道損傷では，(骨盤・腹腔内)出血や他臓器に重大な合併損傷を伴う場合がある．その場合，全身管理を優先する．

要注意事項

- 合併症として尿道狭窄，尿失禁，勃起不全があることを説明する．
- 外傷後，6 か月，1 年に尿道狭窄の有無を評価する．
- 損傷の部位，程度によっては治療期間が長期化することを説明しておく．

(岩瀬 豊)

5 精巣外傷

基本事項
- ①精巣挫傷，②精巣破裂，③精巣脱出症に分けられる．
- 白膜という強靱な膜が破れた場合を精巣破裂と呼ぶ．
- 精巣脱出症は精巣が陰嚢外へ飛び出る状態で，①皮下へ脱出する表在性脱出，②鼠径管を通って腹腔内へ脱出する内在性脱出，③開放性損傷で皮膚の外へ脱出する陰嚢外精巣露出がある．
- 原因：強い外力(交通外傷，スポーツ，暴行，穿通創，動物咬傷など)．鈍的＞鋭的外傷．
- 症状：激しい疼痛，皮下血腫，ひどいと悪心・嘔吐やショック症状．

診断のポイント
- 表在性プローブでの超音波検査が有用．
- **精巣挫傷**：白膜の連続性あり ➡ 血腫が少量なら保存的に経過観察．
- **精巣破裂**：白膜の連続性なし ➡ 手術治療．
- **精巣脱出症**：精巣が陰嚢外 ➡ 手術治療．
- 超音波検査で情報が不十分な場合は CT や MRI も考慮．

治療法
- 軽度の挫傷ならば経過観察．
- 破裂ならば白膜縫合と血腫除去．損傷がひどく修復困難な場合は摘除術．
- 脱出症は解剖学的修復と破裂を伴えば白膜縫合．

要注意事項
- 破裂が疑われた際は，経過観察では精巣は萎縮するので早めの手術を勧める．

(山田健司)

6 陰茎折症

基本事項

- 陰茎折症は勃起時に無理な力が加わり,海綿体を含む陰茎白膜が断裂する疾患.
- 原因:性交,自慰行為,就寝中の寝返り.
- 症状:血腫を形成し陰茎は屈曲.発症時にポキッという断裂音(cracking sound)がある.

診断のポイント

- 皮下の血腫の程度によっては理学的所見で白膜断裂部の同定が困難なことも多い.
- 超音波検査では微小な断裂を見逃しやすい.近年MRIが有用とされている(図4-29).

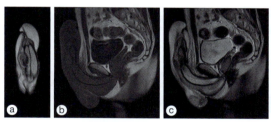

図4-29 陰茎折症のMRI所見
a:T2強調画像(前額断),b:T1強調画像(矢状断),c:T2強調画像(矢状断).陰茎海綿体白膜の断裂像と血腫を認める.

治療法

- 白膜断裂が認められれば手術が第1選択.
- 血腫を除去し,陰茎白膜を縫合閉鎖する.

要注意事項

- 術後,陰茎の変形や勃起障害を合併することがある.

(山田健司)

5 排尿障害，神経泌尿器疾患

1 前立腺肥大症（BPH）

基本事項

- 前立腺肥大症（BPH）は，前立腺の良性過形成による下部尿路機能障害を呈する疾患である．
- ①腫大（BPE），②閉塞（BPO），③下部尿路症状（LUTS）の3要素が関与する．
- LUTSは，①蓄尿症状，②排尿症状，③排尿後症状からなる．
- 腺腫の大きさと症状は必ずしも相関しないため，自覚症状，客観的な症状把握が必要である．

診断のポイント

- 基本評価と選択評価を行い，治療の選択を行う（図4-30）．

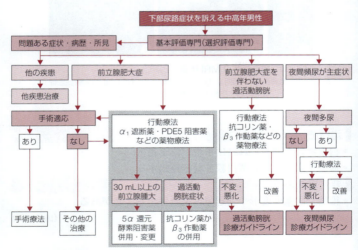

図4-30 （泌尿器科）専門医向け診療アルゴリズム
〔日本泌尿器科学会（編）：男性下部尿路症状・前立腺肥大症診療ガイドライン．p4，リッチヒルメディカル，2017より改変〕

基本評価

- 症状と病歴の聴取.
- 質問票による症状・QOL評価：国際前立腺症状スコア(IPSS)(→266頁), 過活動膀胱症状スコア(OABSS)(→267頁), 主要下部尿路症状スコア(CLSS)(→268頁), 前立腺肥大症影響スコア(BII)(→269頁)など.
- 尿検査, PSA測定.
- 超音波検査.
- 尿流測定, 残尿測定.

選択評価

- 排尿記録, 尿培養, 尿細胞診, 尿流動態検査, 内視鏡検査, 放射線検査, 血清クレアチニン測定, 上部尿路検査などを必要に応じて行う.

治療法

行動療法

- 生活指導(肥満に対する食事指導, 薬物による尿閉に対する注意喚起, 便秘改善, アルコール・カフェイン摂取制限など).

薬物療法

- 機能的閉塞に対してα_1遮断薬, PDE5阻害薬を使用する:

> **α_1遮断薬**
> - ハルナール®D錠(0.2 mg) 1回1錠 1日1回 食後に経口投与
> - フリバス®錠(25～75 mg) 1回1錠 1日1回 食後に経口投与
> - ユリーフ®錠(4 mg) 1回1錠 1日2回 朝夕食後に経口投与
>
> **PDE5阻害薬**
> - ザルティア®錠(5 mg) 1回1錠 1日1回 経口投与

- 機械的閉塞に対して5α還元酵素阻害薬を使用する:

> **5α還元酵素阻害薬**
> - アボルブ®カプセル(0.5 mg) 1回1カプセル 1日1回 経口投与

- 蓄尿症状に対して抗コリン薬, β_3作動薬を併用することもある(→過活動膀胱の項を参照, 170頁).
- 30 mLを超える前立腺肥大症に対してはα_1遮断薬もしくはPDE5阻害薬に, 5α還元酵素阻害薬を併用するとよい.

手術療法

- 肥大した腺腫を切除，蒸散することで，前立腺部尿道の抵抗を解除する目的に行う．

1 開放手術
- 被膜下前立腺腺腫核出術：80 mL 以上の前立腺肥大症に対して施行．

2 経尿道的手術
- 経尿道的前立腺切除術(TURP)(図 4-31)：標準的手術であるが，出血，TUR 症候群に注意が必要．

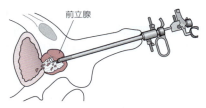

図 4-31　経尿道的前立腺切除術(TURP)

- 経尿道的バイポーラ電極前立腺核出術(TUEB®)：前立腺体積が大きい症例に適応．
- ホルミウムレーザー前立腺核出術(HoLEP)：前立腺体積にかかわらず施行可能．出血が少ない．
- 光選択的前立腺レーザー蒸散術(PVP)：出血のリスクが少なく，抗凝固薬を内服しながらでも治療が可能．

3 その他の術式
- 尿道ステント留置：高齢者など手術療法が困難な症例に適用される．

その他の治療
- 尿道留置カテーテル，清潔間欠自己導尿など：急性尿閉への応急処置や，ほかの治療が困難な症例に対して用いる．

要注意事項

- 薬物療法を行う場合,それぞれの薬剤に特徴的な副作用〔$α_1$遮断薬で立ちくらみ,$5α$還元酵素阻害薬でリビドー(性欲)の低下など〕を説明する.
- 漫然と薬物療法を続けるのではなく,手術適応がある症例には適切なタイミングで手術療法を行う.
- 男性でLUTSを呈する際には,前立腺肥大症と安易に診断をせず,尿道狭窄や悪性腫瘍(前立腺癌,膀胱癌)なども必ず鑑別する.

［関連ガイドライン］
1) 日本泌尿器科学会(編):男性下部尿路症状・前立腺肥大症診療ガイドライン.リッチヒルメディカル,2017(2020年一部アップデート)

(濱川　隆)

2 尿道狭窄

基本事項
- 尿道狭窄は，外傷や炎症の治癒過程で尿道粘膜や尿道海綿体に瘢痕化が起こり，瘢痕性狭窄をきたす疾患.
- 外傷では会陰部の打撲（騎乗損傷），骨盤骨折に伴うことが多い.
- 医原性の尿道狭窄の原因として尿道カテーテル留置，内視鏡手術，前立腺全摘除術などがある.
- 頻回の低侵襲治療が重度の尿道狭窄のリスクとなるため，症例によって尿道形成術を考慮する.

診断のポイント
- 自覚症状として排尿困難や尿勢低下，腹圧排尿などがみられる.
- 尿道カテーテル留置ができない場合や尿道内操作の既往がある場合に，尿道狭窄を疑う.
- 質問票，尿流測定，残尿測定などで排尿状態を評価する.
- 診断では尿道造影を行い，狭窄の部位，程度，長さを評価する.
- 瘢痕部の深さの評価に MRI が有用である.

治療法
- **保存的治療**：尿道ブジー，清潔間欠的自己導尿（CIC）による尿道拡張，尿道バルーン拡張術.
- **手術療法**：内視鏡的尿道切開，尿道形成術.
- **再発予防**：薬物療法（柴苓湯，ステロイドなど），CIC.

要注意事項
- 尿道カテーテル留置困難の場合，内視鏡下または透視下で，ガイドワイヤー，尿道ダイレーターを用いてカテーテル留置を試みる．上記対応で尿道カテーテルが留置できない場合，経皮的膀胱瘻を造設する.
- 尿道ブジーは一時的には狭窄が改善するが，再発が多い.
- 非外傷性の球部尿道での 2 cm 未満の尿道狭窄は内視鏡的尿道切開の適応になるが，それ以外の尿道狭窄や 2 回目以降の治療の場合には尿道形成術を選択するほうがよい.
- 複数回の治療により，尿道狭窄が悪化する場合があるため，治療選択は十分に考慮する.

（濱川　隆）

郵 便 は が き

料金受取人払郵便

本郷局承認

5932

差出有効期限
2025年4月15日まで
切手はいりません

113-8739

（受取人）
東京都文京区
本郷郵便局私書箱第5号
医学書院

「泌尿器科レジデントマニュアル」
編集室(MB-1)行

◆ご記入いただいた個人情報はアンケート賞品の発送に使用させていただきます。
なお，詳しくは弊社ホームページ（http://www.igaku-shoin.co.jp）収載の個人情報保護方針をご参照ください。

ご芳名	フリガナ		
性別：男・女 年齢　　歳			
ご住所 〒□□□-□□□□		1. 自宅　　2. 勤務先　（必ず選択） 都道府県	
E-mail			
研修医・専攻医・勤務医・開業医・医学生・看護師・他（　　　　　）			
勤務先（専門科）/学校名（学年）			

03838

『泌尿器科レジデントマニュアル 第2版』アンケート

このたびは本書をお買い上げいただき,誠にありがとうございます。今後の改訂のために,率直なご意見,ご批判をお聞かせください。
※いずれも該当番号を○で囲み,必要に応じて(　　)内にご記入ください。

● **本書をどのようにして知りましたか**：
　1. 書店で見て(a.実店舗/b.ネット書店/c.学会の書籍展示)
　2. ネットで見て(a.医学書院HP/b.SNS/c.個人ブログ/d.その他)
　3. 広告で見て(媒体名：　　　　　　　　　　　　　　　　　)
　4. 知人・友人等からの推薦,口コミ
　5. その他(　　　　　　　　　　　　　　　　　　　　　　　)

● **ご購入の決め手は何でしたか(複数回答可)**：
　1. 知りたい内容が載っている
　2. ハンディなサイズ
　3. 図表が多い
　4. 必要事項がひと通り網羅されていて,持っていると安心
　5. 前版を持っていたので買い替え
　6. その他(　　　　　　　　　　　　　　　　　　　　　　　)

● **ご購入・ご利用いただいた感想はいかがですか**：
　1.満足　2.やや満足　3.やや不満　4.不満　5.どちらともいえない

　その理由：

● **その他,本書に対するご意見・ご要望等をお聞かせください**：

\# アンケート回答者の中から毎年抽選で50名様に図書カードを進呈致します。
　抽選の結果は景品の発送をもってかえさせていただきます。

3 神経因性膀胱(NGB)

基本事項
- 神経因性膀胱(NGB)とは，排尿を調節する神経系の異常を原因とした排尿障害の総称である．
- 神経障害部位により，①核上型・橋上型(大脳疾患による)，②核上型・橋下型(下位仙髄より頭側の脊髄疾患による)，③核・核下型(下位仙髄より尾側の脊髄と末梢神経の疾患による)に分類される．
- 原因疾患ごとに多彩な症状と経過を呈する．

診断のポイント

既往歴・問診
- 原因となりうる神経疾患の確認：中枢神経(脳，脊髄)，末梢神経(脊椎疾患，糖尿病，骨盤内手術，ニューロパチーなど)に分けて考える．排尿障害から神経疾患の診断に至ることもあり，神経内科との連携は大切．
- 膀胱収縮力に影響する内服薬のチェック．
- 蓄尿症状(頻尿，尿意切迫感，尿失禁，尿意消失)と排尿症状(排尿開始遅延，尿線減弱，尿線途絶，腹圧排尿，残尿感)についてOABSS(➡267頁)やIPSS(➡266頁)などの問診票を用いて評価．

理学所見
- 身体所見：仙骨部の視診・触診(二分脊椎のチェック)．
- 神経学的所見：精巣挙筋反射(L2)，会陰部知覚(S2〜4/陰部神経)，球海綿体反射(S2〜4/陰部神経)．

検査
- 検尿：慢性膿尿のチェック，繰り返す腎盂腎炎歴があれば腎シンチグラフィを考慮．
- 血液検査：Cre，GFR など腎機能のチェック．
- 超音波検査：残尿，膀胱結石，水腎症の有無や膀胱形態の観察など．
- 排尿日誌：1日総排尿量・1回排尿量の確認，頻尿の程度，失禁の頻度など．
- 尿流測定(UFM)：排尿パターン，Qmax など．
- 尿路造影検査：DIP，VCUG(図4-32 ➡次頁)など．
- 尿流動態検査：排尿筋や尿道括約筋の活動性，膀胱コンプライアンスなどをみる．無抑制収縮，自律性収縮，知覚性尿意切迫，無抑

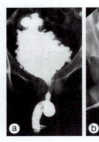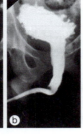

図 4-32 頸髄損傷(C6 完全断裂)の VCUG 所見
25 歳, 男性. 松笠状変形が観察される. b は尿道括約筋切開術後の写真.

制括約筋弛緩, 排尿筋収縮不全(低活動膀胱, 無収縮膀胱), 排尿筋括約筋協調不全(DSD), 尿道内圧高値などの所見をチェック. 膀胱コンプライアンスは 20 mL/cmH$_2$O 以上が望ましい.

代表的疾患と病態

- 脳神経疾患(脳血管障害, 脳腫瘍, パーキンソン症候群など)(核上型・橋上型): 排尿筋過活動からの頻尿, 切迫性尿失禁.
- 頸〜腰髄損傷(第 11 胸椎以上の損傷)(核上型・橋下型):
  ①急性期(脊髄ショック期): 尿意消失・尿閉.
  ②回復期: 反射・性排尿, DSD, 自律神経過反射.
  ③慢性期(固定期): 高圧膀胱, 膀胱変形, 膀胱尿管逆流(VUR), 腎機能障害.
- 仙髄以下の損傷(第 2 腰椎以下の損傷, 骨盤内手術後など)(核・核下型): 低活動膀胱が主.
- 糖尿病(核・核下型): 初期には蓄尿症状が主. 末梢神経障害の進行とともに膀胱知覚・排尿筋収縮力の低下, 膀胱容量・残尿の増加など尿排出障害をきたす.

治療

- 治療の目的: 腎機能の保護と患者の QOL の改善. NGB の病態によっては高圧膀胱→VUR→水腎症→腎機能低下や, 慢性尿路感染→繰り返す腎盂腎炎→腎機能低下が危惧される. また, 尿禁制異常や頻尿は強いストレスとなることを忘れてはいけない.
- 薬物療法:
  ▶排尿筋過活動 ➡ 抗コリン薬(過活動膀胱の項を参照 ➡ 170 頁).

> DSD ➡ α_1 遮断薬:

- 女性:エブランチル®カプセル(15 mg) 1回1カプセル 1日2回 朝夕食後経口投与 1日90 mgまで増量可
- その他,前立腺肥大症の項を参照(➡ 162頁)

> 排尿筋収縮不全 ➡ 副交感神経刺激薬:

- ウブレチド®錠(5 mg) 1回1錠 1日1回経口投与
- ベサコリン®散5% ベタネコール塩化物として1日量30〜50 mgを3〜4回に分けて経口投与
※いずれも甲状腺機能亢進,気管支喘息,尿路・消化管閉塞などに禁忌,コリン作動性クリーゼに注意.

> 尿道括約筋機能低下(不全尿道) ➡ 三環系抗うつ薬:

- トリプタノール錠 1日量10 mgから開始 1日1回経口投与 1日75 mgまで.抗コリン作用+α刺激作用を期待

- 清潔間欠的自己導尿(CIC):100 mL以上の残尿を認める場合など.
- 外科的治療:蓄尿障害に対して,膀胱拡大術や尿失禁防止術,尿路変更術などが行われることがある.
- 高圧膀胱の証拠(松笠様膀胱,VUR,尿流動態検査所見など)があり薬物療法が無効な場合には,腎保護のため尿道括約筋切開術,尿道カテーテル留置,膀胱皮膚瘻造設術などを行う.

要注意事項

- 治療効果の指標と治療目的(エンドポイント)を明瞭にし,患者と共有することで通院のモチベーションを保つ.原因疾患の進行や患者の成長などに伴い治療方針が変更になる可能性を伝える.

[関連ガイドライン]
1) 日本排尿機能学会/日本脊髄障害医学会/日本泌尿器科学会(編):脊髄損傷における下部尿路機能障害の診療ガイドライン2019年版.中外医学社,2019
2) 日本排尿機能学会/日本泌尿器科学会(編):二分脊椎に伴う下部尿路機能障害の診療ガイドライン2017年版.リッチヒルメディカル,2017

(柴田泰宏)

4 過活動膀胱（OAB）

基本事項
- 過活動膀胱（OAB）は，尿意切迫感を必須とした症候群であり，通常は頻尿と夜間頻尿を伴う．切迫性尿失禁は必須ではない．局所の病態を伴うものは除外．
- ①神経因性 OAB と②非神経因性（特発性）OAB に大別される．
- 切迫性尿失禁を伴うもの（OAB wet）と伴わないもの（OAB dry）という便宜的な分類もある．
- OAB の発症率は 10〜40％ と高く，年齢とともに頻度が上昇する．多面的に QOL に悪影響を及ぼす疾患である．

診断のポイント（図 4-33）

問診
- 現病歴，既往歴，服薬歴，蓄尿症状（昼間頻尿，夜間頻尿，尿意切迫感，尿失禁，膀胱知覚異常），排尿症状（尿勢低下，尿線散乱，排尿遅延，腹圧排尿，終末滴下），排尿後症状（残尿感，排尿後尿滴下），水分摂取習慣，過活動膀胱症状質問票（OABSS）（→267頁），国際前立腺症状スコア（IPSS）（→266頁）など．

検査
- 下部尿路感染，尿路結石，悪性腫瘍，心因性頻尿，薬剤の副作用などを除外する．
- 検尿：膿尿は尿路感染を，血尿は尿路腫瘍や尿路結石を疑う．
- 排尿日誌，頻度・尿量記録（frequency volume chart；FVC）：心因性頻尿，飲水過多との鑑別に有用．
- 残尿測定：残尿がある場合には神経因性膀胱（NGB）や前立腺肥大症（BPH）の合併などを考える．
- 尿流動態検査：NGB を疑うときなど．

治療

行動療法
- 生活指導，膀胱訓練，理学療法（骨盤底筋訓練，バイオフィードバック訓練）．

薬物療法
- 女性：抗コリン薬，$β_3$ 作動薬（抗コリン薬は，高齢または排尿症状併存時には低用量から始める），三環系抗うつ薬，その他．下記処方例を参照．

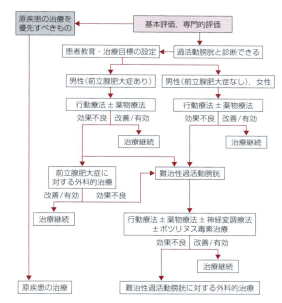

図 4-33　専門医を対象とした過活動膀胱診療アルゴリズム 2015

〔日本排尿機能学会 過活動膀胱診療ガイドライン作成委員会(編)：過活動膀胱診療ガイドライン，第2版．リッチヒルメディカル，p16，2015 より一部改変して引用〕

- 男性：50歳未満では背景に疾患(神経変性疾患，脊柱管狭窄症，前立腺炎など)がないか確認．50歳以上ではBPHに合併するOABの可能性が高い．まずBPHの評価を行う．合併時はBPHの治療を優先．BPHなし，もしくはBPHによる排尿症状がコントロールされた状態で症状が持続する場合は下記薬剤を用いる：

抗コリン薬
- オキシブチニン(ポラキス®錠)　1回2〜3 mg　1日3回　経口投与
- プロピベリン(バップフォー®錠)　1回20 mg　1日1回　経口投与
  ※1回20 mg・1日2回まで増量可
- トルテロジン(デトルシトール®カプセル)　1回4 mg　1日1回　経口投与

- フェソテロジン(トビエース®錠) 1回4mg 1日1回 経口投与
  ※1日1回8mgまで増量可
- ソリフェナシン(ベシケア®錠) 1回5mg 1日1回 経口投与 ※1日1回10mgまで増量可
- イミダフェナシン(ステーブラ®錠) 1回0.1mg 1日2回 経口投与
  ※1回0.2mg・1日0.4mgまで増量可

β_3アドレナリン受容体作動薬
- ミラベグロン(ベタニス®錠) 1回50mg 1日1回 食後に経口投与

三環系抗うつ薬
- イミプラミン(トフラニール®錠) 1日25〜100mg 1日1〜2回 経口投与

その他
- フラボキサート(ブラダロン®錠) 1回200mg 1日3回 経口投与
- 牛車腎気丸(ツムラ牛車腎気丸エキス顆粒) 1日7.5g 1日2〜3回 食前または食間に経口投与

神経変調療法
- 電気刺激療法(干渉低周波療法:ウロマスター).
- 磁気刺激療法:難治性女性過活動膀胱に対して保険適用.
- 仙骨神経電気刺激療法(SNM):尿失禁に対して保険適用.
- 経皮的脛骨神経刺激療法(PTNS):本邦では未承認.

ボツリヌス毒素治療法
- 本邦では未承認.

要注意事項
- 抗コリン薬の処方に際しては,閉塞隅角緑内障の問診と投与後の副作用のチェックを行う.
- 初期評価で残尿の評価は必須.FVCも可能な限り行うことが望ましい.

[関連ガイドライン]
1) 日本排尿機能学会/日本泌尿器科学会(編):過活動膀胱診療ガイドライン,第3版.リッチヒルメディカル,2022
2) 日本泌尿器科学会(編):男性下部尿路症状・前立腺肥大症診療ガイドライン.リッチヒルメディカル,2017(2020年一部アップデート)

(柴田泰宏)

5 間質性膀胱炎(IC)

基本事項
- 膀胱の非特異的な慢性炎症を伴い，頻尿・尿意亢進・膀胱痛などの症状を呈する疾患．
- 原因は不明であるが，膀胱粘膜の機能障害，免疫学的な異常反応，疼痛に対する過敏性などが想定されている．
- 中高年の女性に多いが，男性や小児にもみられる．
- 痛みの部位は膀胱・尿道が多いが，腟・外陰部・腰部などにも波及することもある．時に，線維筋痛症，Sjögren症候群，過敏性腸症候群などを合併する．

診断のポイント
- 尿検査では異常所見がないことが多い．
- 柑橘類や炭酸飲料，赤ワインなど酸性が強いもの，唐辛子・コショウ・ワサビなどの刺激物，カフェインの多いものなどの摂取により症状が悪化することがある．
- 排尿記録では1回排尿量が減少しており，終日頻尿を認める．
- 症状を中心に，間質性膀胱炎症状スコア(ICSI)(➡271頁)による問診，病歴，排尿日誌，尿流測定などを参考に膀胱鏡で診断する．
- 膀胱鏡では，膀胱拡張後の点状出血やHunner潰瘍が特徴的な所見である(図4-34)．

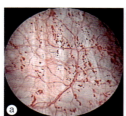 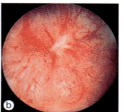

図4-34 **間質性膀胱炎の膀胱鏡所見**
a：点状出血，b：Hunner潰瘍．

治療法

- **膀胱水圧拡張術**：麻酔下で膀胱に生理食塩水を注入し，粘膜の状態を確認するとともに広げる治療法．数か月で再発することもあるが，繰り返し治療可能であり，最も有効な治療法とされている．Hunner 潰瘍を認める場合は焼灼術を行う．
- **薬物療法**：抗うつ薬（下記①），抗アレルギー薬（下記②）などが用いられる：

> ①トリプタノール錠　1日10〜75 mg　分割経口投与
> ②アイピーディ® カプセル　1回100〜200 mg　1日3回　毎食後

- **膀胱内への薬物注入治療**：ヘパリン，DMSO など．
- **ボツリヌス毒素の膀胱壁内注入療法**

要注意事項

- 膀胱に尿が溜まったときや冷えたときに痛みを感じやすく，頻尿（1回排尿量が 100 mL 以下のことが多い）や疼痛のため，QOL が著しく損なわれる．鑑別診断をしっかり行ったうえで本疾患が疑われる場合には膀胱水圧拡張術を行い，確定診断・治療を行うことが推奨される．
- 難治性であり，治療後の再発率も高いことを患者にあらかじめ伝えておく必要がある．

［関連ガイドライン］
1) 日本間質性膀胱炎研究会/日本泌尿器科学会（編）：間質性膀胱炎・膀胱痛症候群診療ガイドライン．リッチヒルメディカル，2019(2021 年一部アップデート）

（窪田泰江）

6 小児・先天性泌尿器疾患

1 先天性水腎症

基本事項
- 腎盂・腎杯および尿管を含む尿路が先天的に拡張した病態.
- 腎盂尿管移行部通過障害(UPJO:64%),尿管膀胱移行部通過障害(UVJO:13%)など,さまざまな疾患が原因となる.
- 胎児超音波検査スクリーニングで500人に1人の頻度で発見される.

診断のポイント
- 超音波検査の所見で原因疾患を想定する(図4-35).
- 原因疾患にかかわらず,水腎症の程度は超音波検査で分類される.
- SFU(Society of Fatal Urology)分類が最も使用される(図4-36 ➡ 次頁).

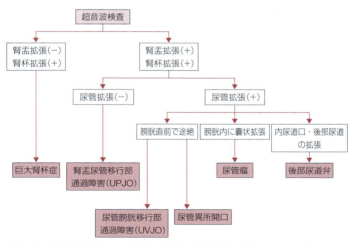

図4-35 超音波検査による先天性水腎症の原因疾患の診断アルゴリズム

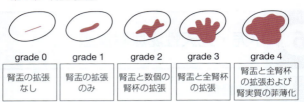

図 4-36　超音波検査による先天性水腎症の grade 分類（SFU 分類）

治療法
- 原因疾患に応じて治療内容，手術適応，手術法が異なる（➡ 各項参照）．

要注意事項
- 片側性で無症状であれば，緊急を要することは少ない．
- 両側性で SFU 分類が grade 4 の場合，腎後性腎不全のリスクがあり，腎瘻などの一時的尿路変向を要することがある．

［関連ガイドライン］
1) 日本小児泌尿器科学会学術委員会（編）：小児先天性水腎症（腎盂尿管移行部通過障害）診療手引き 2016．日小児泌会誌 25：76-121，2016（2021 年一部アップデート．学会 HP で閲覧可能）

（林祐太郎）

2 腎盂尿管移行部通過障害（UPJO）

基本事項
- 先天性に腎盂尿管移行部（UPJ）で尿流が停滞した状態をUPJOという．その結果として腎盂腎杯が拡張した状態（先天性水腎症）となる．
- 腎盂・尿管は2層の平滑筋（内側を縦走する筋層と外側の輪状の筋層）から成る．UPJOは同部の解剖学的な異常あるいは尿管蠕動の伝播異常によるものと考えられている．
- 内因性（UPJの筋層異常やポリープ）と外因性（交差血管；crossing vessel）の場合がある．

診断のポイント

症状・身体所見

1 乳幼児
- 胎児期の超音波検査で発見されていることが多い．
- 高度であっても運悪く胎児診断されなかった場合，嘔吐などの消化器症状から発見されることもある．

2 年長児〜成人
- 腹痛，血尿，尿路感染，慢性の嘔気などを契機に発見される．
- 拡張した腎盂内で形成された結石の嵌頓から同定されることもある．

診断・検査（図4-37 ➡ 次頁）
- **超音波検査**：SFU分類でgrade 1〜2では経過観察とし，grade 3〜4では利尿レノグラムを中心とした精査を行う．
- **利尿レノグラム**：分腎機能と閉塞パターンの評価を行い，手術適応を判断する．
- **CT**：3D-CTを行えば交差血管の存在を描出できる．
- **VCUG**：尿管拡張を伴うときや尿路感染を発症した場合にVCUGを考慮する．

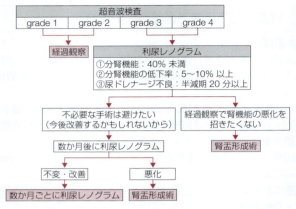

図 4-37 腎盂尿管移行部通過障害の診療アルゴリズム

治療法

緊急手術

- 以下の場合，経皮的腎瘻造設術を行う：
  - 両側例で無尿など腎後性腎不全に陥った場合．
  - 著明な水腎状態のため哺乳力が低下し嘔吐を繰り返す新生児・乳児．
  - 消炎化学療法が奏効しない有熱性尿路感染を併発した場合．

根治手術

- 腎盂形成術を行う．

1 術式(腎盂形成の仕方)

- dismembered 法：UPJ を切除して腎盂と尿管を吻合する(Anderson-Hynes 法)(図 4-38)．
- non-dismembered 法：UPJ の連続性を維持したまま形成する(Y-V plasty)(図 4-39)．

2 アプローチの方法

- 開放手術．
- 腹腔鏡手術．
- ロボット支援手術．

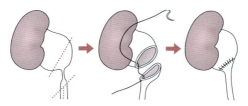

図4-38 dismembered 法(Anderson-Hynes 法)

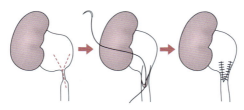

図4-39 non-dismembered 法(Y-V plasty)

要注意事項

- 本項では片側の UPJO の診療指針について示したが,両側の場合には分腎機能の評価ができないので,画像診断や症状などを総合して方針を決める.
- 通過障害の部位・長さが不明の場合,開放手術では術前に逆行性腎盂造影が必要であったが,腹腔鏡手術であれば術中に観察可能なので不要になった.

[関連ガイドライン]
1) 日本小児泌尿器科学会学術委員会(編):小児先天性水腎症(腎盂尿管移行部通過障害)診療手引き 2016. 日小児泌会誌 25:76-121,2016(2021 年一部アップデート.学会 HP で閲覧可能)

(西尾英紀)

3 尿管膀胱移行部通過障害(UVJO)

基本事項
- 先天性に尿管膀胱移行部(UVJ)で尿流が停滞した状態をUVJOという．その結果として腎盂腎杯や尿管が拡張した状態(水腎水尿管)となる．
- 尿管下端の筋層の構築異常で同部が蠕動しないことが原因．
- いわゆる"巨大尿管"は，①閉塞性，②逆流性，③閉塞性逆流性，④非閉塞性非逆流性の場合があるが，UVJOはこのうちの①(まれな病態ながら③も)である．

診断のポイント

症状
- **乳幼児**：胎児期の超音波検査で水腎水尿管として発見される．高度に拡張した尿管は腸管と同じくらいの太さなので，それとみなされてしまうことも多い．
- **年長児〜成人**：腹痛，血尿，慢性の嘔気が診断の契機になる．尿路感染を発症すると難治性に陥りやすい．

診断・検査
- **超音波検査**：水腎の程度はUPJOと同様にSFU分類(grade 0〜4)で評価する．膀胱の背側で拡張した水尿管を描出する．
- **利尿レノグラム**：関心領域(ROI)を腎・腎盂だけでなく尿管全体にも設定して閉塞パターンの評価を行うが，UPJOほど信頼度は高くない．分腎機能を重視したほうがよい．
- **IVU**：尿管全体の形態や走行を把握するのに適している．
- **CT・MRI**：尿管の全体像を評価するだけでなく，周辺臓器との関係も把握できる．矢状断が尿管異所開口との鑑別に役立つ．
- **VCUG**：膀胱尿管逆流(VUR)の有無や膀胱・尿道の異常を知ることができる．

治療法

緊急手術
- UPJOと同様の場合に経皮的腎瘻造設術を行う．

根治手術
- 尿管形成術＋尿管膀胱新吻合術を行う．

1 術式(尿管形成の仕方)(図4-40)
- **tapering法**：余剰の尿管壁を切除する方法．

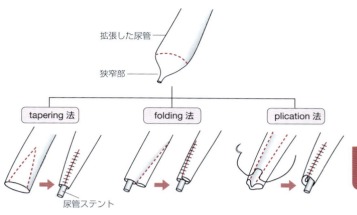

図 4-40 尿管形成術（縫縮）の方法

- folding 法：余剰な尿管壁を折り畳む方法．
- plication 法：余剰な尿管壁を内側に折り込む方法．

2 アプローチの方法

- 開放手術．
- 気膀胱手術．
- 腹腔鏡手術．

要注意事項

- 診療ストラテジー（アルゴリズム）はおおむね UPJO と同様でよいが（図 4-37 ➡ 178 頁参照），UVJO は UPJO に比べて自然治癒率が高いので，無症状であれば経過観察を続ける．

［関連ガイドライン］
1) 日本小児泌尿器科学会学術委員会（編）：小児先天性水腎症診療手引き追補．2018

（西尾英紀）

4 膀胱尿管逆流(VUR)

基本事項

- 膀胱内の尿が尿管さらに腎盂腎杯に逆流する現象を膀胱尿管逆流(VUR)という.
- 尿管膀胱移行部(UVJ)の逆流防止機構の不全が原因.
- ①原発性VURと②続発性VURに分類される:
  - **原発性VUR**:解剖学的に尿管が斜走せず粘膜下尿管が短いため逆流が発生する.
  - **続発性VUR**:神経因性膀胱や後部尿道弁による膀胱変形や膀胱内圧上昇で逆流する.

診断のポイント

症状・局所所見

- 有熱性尿路感染症(腎盂腎炎)が発見の契機になることが多い.
- かつて不明熱として尿路感染症が見逃された可能性がある.
- 出生前の超音波検査で腎盂・尿管の拡張が同定されることがある.

診断・検査

- **VCUG**:VURの有無およびgradeの確定に必須.尿道の病態評価にも重要である(図4-41).
- **腎シンチグラフィ**:DMSAは腎瘢痕の診断に有用である.
- **尿流動態検査**:尿失禁,頻尿,尿意切迫などの排尿症状が強い場合

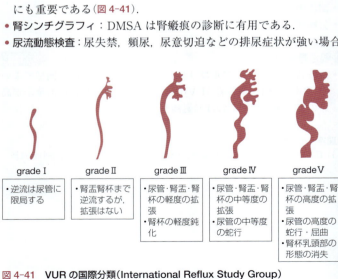

図 4-41　VURの国際分類(International Reflux Study Group)

に施行する.

治療法

薬物治療

- 予防的抗菌薬投与(continuous antibiotic prophylaxis；CAP)：
  - 少量の抗菌薬の持続的投与により有熱性尿路感染症を防止する.
  - 21世紀初期にCAPの有効性が否定された(gradeIIIにのみ有効との報告も).
  - 尿路感染症の予防に効果があるが，腎機能障害の防止には役立たない(RIVUR study).
- 抗コリン薬投与：神経因性膀胱など続発性VURでは抗コリン薬を投与すると自然消失する場合がある.

手術治療

- **手術適応**：高度のVURが継続する場合，予防的抗菌薬投与にもかかわらず尿路感染を発症した場合，膀胱憩室に開口する尿管へ逆流した場合など.
- **手術概念**：尿管径の5倍の長さの粘膜下トンネルを形成し，UVJに機能的な弁構造を構築する.
- **術式**：膀胱内操作で修復する方法〔Politano-Leadbetter法(図4-42)，Cohen法(図4-43)〕と膀胱外操作で修復する方法〔Lich-Gregoir法(図4-44 ➡ 次頁)〕がある．また膀胱鏡を利用したデフラックス®注入療法もある.

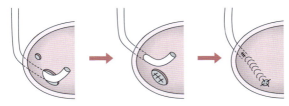

図4-42 **Politano-Leadbetter法**

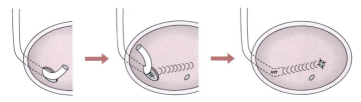

図4-43 **Cohen法**

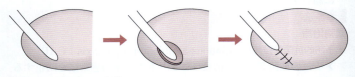

図 4-44 Lich-Gregoir 法

- アプローチの方法：
  - ➤開放手術．
  - ➤気膀胱手術．
  - ➤腹腔鏡手術．
  - ➤ロボット支援手術．

要注意事項

- 手術適応は VUR の grade，腎瘢痕の有無と程度，年齢，性別などに，膀胱直腸障害(BBD)を加味して決定する．

［関連ガイドライン］
1) 日本小児泌尿器科学会学術委員会(編)：小児膀胱尿管逆流(VUR)診療手引き 2016．日小児泌会誌 25：122-169，2016(学会 HP で閲覧可能)

（西尾英紀）

5 尿管瘤

基本事項

- 尿管瘤は，尿管下端が膀胱内で嚢状に拡張した状態．
- 500人に1人の頻度．
- 男：女＝1：4〜7．
- 両側例が10％．
- 単純性尿管瘤と異所性尿管瘤に分類される：
  - ▶ **単純性尿管瘤**：膀胱内に限局し，主に単一尿管にみられる．
  - ▶ **異所性尿管瘤**：瘤の下縁が膀胱頸部や尿道に及び，ほとんど重複腎盂尿管に合併する．

診断のポイント

症状・局所所見

- 尿路感染による発熱のほか，閉塞により水腎水尿管状態になるために腹痛や腹部膨隆を呈する．
- 瘤が尿道内に伸展すると排尿困難や尿線中絶が認められる．
- 女児は瘤が尿道口から脱出することがある．

診断・検査

- **超音波検査**：膀胱内の後壁に嚢胞状の腫瘤（図4-45）．
- **IVU**：単純性尿管瘤ではcobra head sign（瘤の部分がコブラの頭のように見える）．

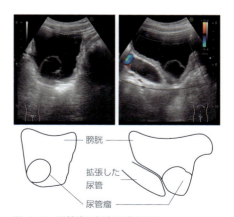

図4-45 尿管瘤の超音波検査所見

- VCUG：瘤の尿道内への伸展状態の評価をする．同側姉妹尿管に50％のVUR，対側尿管に25％のVURが発生する．
- 腎シンチグラフィ：所属腎機能の相対的評価に役立つ．

治療法

単純性尿管瘤（単一尿管）（図4-46）
- 無症状であれば治療は必要ない．
- 有症状（敗血症や結石形成）の場合，経尿道的瘤切開術を行う．
- 有症状（反復性尿路感染症や瘤切開術後VUR発生）の場合，瘤切除術および尿管膀胱新吻合術を施行する．

異所性尿管瘤（重複尿管）（図4-47）
- 無症状であれば治療は必須ではない．しかし病態によっては有症状の場合に準じて手術を行う．

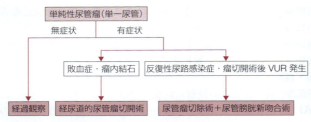

図4-46　単純性尿管瘤（単一尿管）診療アルゴリズム

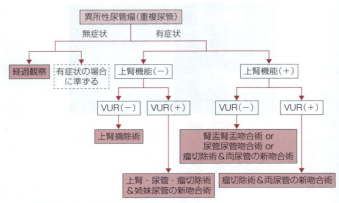

図4-47　異所性尿管瘤（重複尿管）診療アルゴリズム

- 有症状の場合，上腎機能の有無とVURの有無を組み合わせた4通りの手術ストラテジーが考えられる(実際には逆流の程度や尿管の拡張の度合も加味される)：
①上腎機能(−)・VUR(−)＝上腎摘除術．
②上腎機能(−)・VUR(＋)＝上腎・尿管・瘤切除術＋姉妹尿管の新吻合術．
③上腎機能(＋)・VUR(−)＝腎盂腎盂吻合術or尿管尿管吻合術or瘤切除術＋両尿管の新吻合術．
④上腎機能(＋)・VUR(＋)＝瘤切除術＋両尿管の新吻合術．

要注意事項
- 経尿道的瘤切開術を施行すると瘤が大きく開口するので切開後にはVURが発症する．
- 瘤に穿刺程度の最小限の切開をしながらも瘤を虚脱させることができれば，尿管瘤を治癒させ合併症としてのVURも起こさずにすむが，小児用の特殊な内視鏡手術機材と術者の熟練と経験が必須であるので，むやみに着手すべきではない．

[関連ガイドライン]
1) 日本小児泌尿器科学会学術委員会(編)：小児先天性水腎症診療手引き追補．2018

(西尾英紀)

6 尿管異所開口

基本事項
- 尿管異所開口は，尿管が三角部の正常な尿管口より尾側に開口した状態.
- 約2,000人に1人の頻度.
- 男：女＝1：6.
- 両側例が10％.
- 単一尿管：重複尿管＝20〜30％：70〜80％.
- 男と女では開口部が異なる（図4-48）：
  - **男性の場合**：膀胱頚部，前立腺部尿道，精嚢，精管などに開口する.
  - **女性の場合**：膀胱頚部，尿道，腟，腟前庭部，子宮，Gartner管などに開口する.

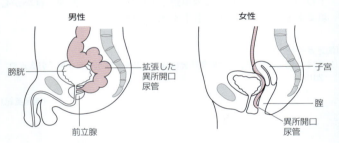

図4-48 尿管異所開口

診断のポイント

症状・局所所見

1 男性
- 尿路感染や精巣上体炎を契機に発見されることが多い.
- 外尿道括約筋よりも頭側に開口するため尿失禁はない.
- 思春期以降では血精液症で発見されることがある.

2 女性
- 尿路感染のほか，昼間尿失禁を主訴とすることが多い.

診断・検査
- 超音波検査：男性では水腎水尿管を呈することが多い.

- CT・MRI：矢状断で開口部が明瞭に描出される場合がある．
- VCUG：開口部からの逆流を認めることがある．
- 内視鏡検査：膀胱，尿道だけでなく，女性では腟内を観察し，尿管開口部を同定する．不明な場合はインジゴカルミンを静脈注射し青染部位を探す．
- 腎シンチグラフィ：所属腎機能の相対的評価に役立つ．

治療法

単一尿管の異所開口（図4-49）

- 腎機能が良好な場合には尿管膀胱新吻合術を行う．
- 腎機能がない場合には腎摘除術を行う．

重複尿管の異所開口（図4-50）

- 上腎機能の有無と上腎への逆流の有無を組み合わせた4通りの手術ストラテジーが考えられる．

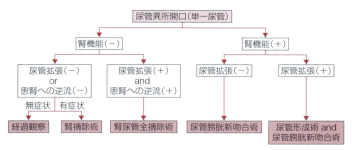

図4-49 尿管異所開口（単一尿管）の診療アルゴリズム

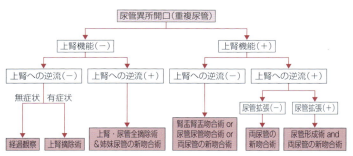

図4-50 尿管異所開口（重複尿管）の診療アルゴリズム

① 上腎機能(−)・上腎への逆流(−)＝上腎摘除術.
② 上腎機能(−)・上腎への逆流(＋)＝上腎・尿管全摘除術＋姉妹尿管の新吻合術.
③ 上腎機能(＋)・上腎への逆流(−)＝腎盂腎盂吻合術 or 尿管尿管吻合術 or 両尿管の尿管膀胱新吻合術.
④ 上腎機能(＋)・上腎への逆流(＋)＝両尿管の新吻合術.
- 尿管異所開口はほとんどが有症状なので,経過観察という選択肢は限定的である.
- 実際の手術ストラテジーには,逆流の程度や尿管の拡張の度合も加味される.

要注意事項
- 異所開口尿管の拡張が著明で尿の逆流がみられる場合,摘除するにせよ,新吻合術をするにせよ,残存尿管を残さないよう,尿管開口部まで十分に剥離すべきである.

[関連ガイドライン]
1) 日本小児泌尿器科学会学術委員会(編):小児先天性水腎症診療手引き追補. 2018

(西尾英紀)

7 尿道下裂

基本事項

- 尿道下裂とは尿道口が亀頭先端に開口していない状態であり，陰茎が腹側へ彎曲することが多い．
- 尿道口の位置で，①遠位型(亀頭，冠状溝，陰茎)と②近位型(陰茎陰囊移行部，陰囊部，会陰部)に分類される．
- 勃起時腹側への彎曲が，①軽度(0~15°)，②中等度(15~45°)，③高度(45°以上)に分けられる．
- 男児出生250人に1人の発生率．
- 尿道下裂患者の弟に尿道下裂が発生する確率は14%，息子に発生する確率は8%．
- 停留精巣(9%)，鼠径ヘルニア(9%)が合併する．

診断のポイント

局所所見

- 尿道口の位置を確認する．尿道口の近位が膜のように薄くないかどうか(つまり尿道海綿体がどこまで尿道を包んでいるか)，外科ゾンデなどを入れて観察する．
- 陰茎のサイドから彎曲の程度を評価する．腹側の陰茎の長さと背側の包皮のボリュームを把握する．
- 陰囊の形態・位置を観察する．陰茎の左右に分かれていたり(二分陰囊)，陰囊が陰茎の背側にすべて変位していたり(陰茎陰囊転位)する場合がある．

検査

- 心疾患，鎖肛，四肢形態異常，口蓋裂，幽門狭窄症などを合併する場合には，腎・膀胱の超音波検査を施行する．
- 高度の尿道下裂ではMüller管の遺残物(前立腺小室)が存在する場合があるので，尿道造影や尿道膀胱鏡を行う．
- 高度の尿道下裂が非触知精巣を合併する場合には，性分化疾患を疑って染色体検査や内分泌検査，MRIなどを行う．

治療法

- 陰茎の彎曲を是正する陰茎形成術と新尿道を作る尿道形成術を，同時に行う一期的手術と別々に行う二期的手術がある(図4-51 ➡ 次頁)．

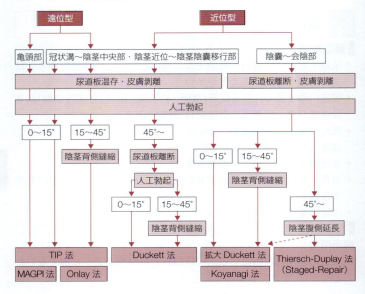

図 4-51 尿道下裂手術治療のアルゴリズム

遠位型

- 尿道板を温存した一期的手術を行う（Tubularized Incised Plate；TIP 法あるいは Transverse Preputial Onlay Island Flap；Onlay 法）．
- 皮膚剝離後も残存する中等度の彎曲（15～45°）に対しては陰茎背側縫縮（dorsal plication）で対処する．

近位型

- 陰茎陰囊移行部症例（図 4-52）：
  - 尿道板を温存した皮膚剝離を行い，中等度の彎曲（15～45°）であれば陰茎背側縫縮を施行してTIP法あるいはOnlay法で一期的に修復する．
  - 高度の彎曲（45°以上）であれば尿道板を離断して Transverse Preputial Tubularized Island Flap 法（いわゆる Duckett 法）で一期的に尿道を形成する．

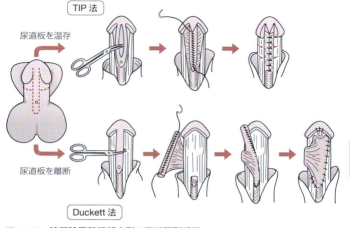

図 4-52　陰茎陰嚢移行部症例の尿道下裂手術

- 陰嚢部・会陰部症例：
  - ▶二期的手術を選択するか，Koyanagi 法か拡大 Duckett 法で一期的手術を行う．
  - ▶尿道板離断後も残存する高度の彎曲（45°以上）に対しては，精巣鞘膜フラップ補填などにより陰茎腹側延長を図る．

要注意事項

- 疾患，検査・手術方法，合併症，さらに将来の見通しについて，詳細に説明するために，書面や冊子にしておくとインフォームドコンセントに役立つ．

（水野健太郎）

8 夜尿症

基本事項

- 夜尿とは，"夜間に起こる非覚醒下での間欠的尿失禁"をいう．
- 夜尿症とは，"5歳以上で，1か月に1回以上の夜尿が3か月以上続くもの"をいう（国際小児禁制学会，2014）．
- 小学校低学年で約10％，10歳を超えても5％前後にみられる．
- 性差は約2：1で男児に多い．
- 自然治癒率は1年で約15％と高いが，治療により治癒までの期間が短縮可能．
- 肉体的にも精神的にも患者のQOLを低下させるため，積極的に治療することが重要．

診断のポイント

- 下部尿路症状（頻尿，昼間尿失禁，尿意切迫感，残尿感など）の有無を確認．
- ①単一症候性夜尿症と②非単一症候性夜尿症に分ける．
- 小児の排尿・排便状況に特化した問診票（DVSS）が有用（→272頁）．
- 排尿状況の確認は保護者と一緒に排尿日誌を用いて行う．
- 排便障害やADHDは重症夜尿症の危険因子となる．

治療法

- 診療ガイドラインに基づいた治療を行う（図4-53）．

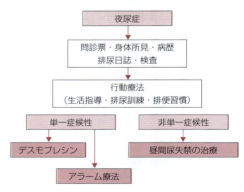

図4-53 夜尿症の診療アルゴリズム

- 行動療法:
  - ➤ 夜間の水分摂取や塩分制限,早寝早起きなどの生活指導.
  - ➤ 学校でも尿意・便意を感じたら我慢せずトイレに行くこと.

単一症候性
- デスモプレシン酢酸塩水和物:

> - ミニリンメルト® OD錠　1回120〜240μg　1日1回　就寝前
>   ※ 120μgから開始し,効果がない場合は240μgに増量

- アラーム療法.

非単一症候性
- 抗コリン薬:プロピベリン塩酸塩:

> - バップフォー®錠　1回0.4〜0.8 mg/kg　1日1回　(夕食後)

- 三環系抗うつ薬:イミプラミン塩酸塩:

> - トフラニール®錠　1回10 mg　1日1回　(夕食後)

要注意事項
- デスモプレシン酢酸塩水和物では水中毒(頭痛,嘔気)に注意.
- 前もって,夜間の水分制限など生活指導する.
- 三環系抗うつ薬では不整脈(QT延長)に注意.
- 基本診療で改善がなければ,下部尿路疾患の有無を検索する.

[関連ガイドライン]
1) 日本夜尿症学会(編):夜尿症診療ガイドライン2021. 診断と治療社,2021

(丸山哲史)

9 停留精巣

基本事項
- 腹腔内から鼠径部の精巣の下降経路に精巣が留まるものを停留精巣という．
- 満期産出生男児の2～4％に認められる．
- 生後半年までは自然下降の可能性がある．下降する場合は3か月までが多い．
- 低出生体重児，早期産児では成熟児，満期産児に比べて自然下降率が高い．
- 合併症として造精機能障害，がん化などがある．
- 位置によって，①腹腔内精巣，②鼠径管内精巣，③鼠径管外精巣に分類される（図4-54）．

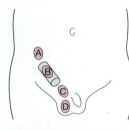

図4-54 位置による停留精巣の分類
A：腹腔内精巣，B：鼠径管内精巣，C：鼠径管外精巣，D：正常精巣．

診断のポイント

問診
- 家族歴，出生時の在胎週数・出生時体重．
- 精巣の位置異常に気づいた時期，健診などで指摘された時期．

局所所見
- 両側の精巣の位置，大きさ，硬さ，形態を記載する．
- 精巣が鼠径部にあっても，用手的に陰嚢内に収納でき，手を離しても一時的にせよ陰嚢内に留まる場合は遊走精巣，すぐに上昇した場合は停留精巣（gliding testis）と診断する．
- 非触知で対側に代償性肥大を認める場合は，消退精巣あるいは精巣無発生を疑う．

検査
- 画像診断：超音波検査，MRI．
- 両側非触知の場合：染色体検査，hCG負荷試験．

治療法

- **触知精巣**：鼠径部アプローチによる精巣固定術が一般的．ただし，低位（陰囊に近い）の場合に陰囊アプローチが選ばれる場合もある．
- **非触知精巣**：鼠径部アプローチを先行する方針と腹腔鏡を先行する方針があるが，最近は後者を選択する施設が多い（図4-55）．
- **遊走精巣**：遊走精巣は原則として手術適応ではないが，その約2%が高い位置で癒着して停留精巣状態（上昇精巣）となるので，1年に一度は診察が必要とされる．

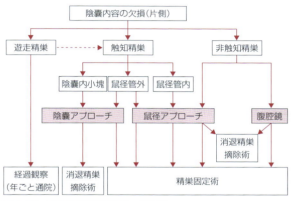

図4-55 停留精巣の診療アルゴリズム

要注意事項

- 手術治療を受けてもがん化がありうるので，定期通院やセルフチェックが重要．
- 両側例では不妊症を患うリスクが高いので，十分なインフォームドコンセントが必要．

［関連ガイドライン］
1) 日本小児泌尿器科学会学術委員会（編）：停留精巣診療ガイドライン．2005（学会HPで閲覧可能）

（水野健太郎）

10 陰嚢水腫

基本事項

- 精巣の下降に伴って伸展する鞘状突起の閉鎖不全により，液体が貯留した状態を陰嚢水腫という：
  - **精巣水瘤**：精巣鞘膜腔内に液体が貯留したもの．
  - **精索水瘤**：鞘状突起内に液体が貯留したもの．
- ①水腫状態になったあとも鞘状突起が開存して腹腔内と陰嚢内を液体が行き来する交通性と，②鞘状突起が閉鎖している非交通性とがある．

診断のポイント

問診

- 発症時期，気づいた時期．
- 陰嚢サイズに日内変動はないか．

局所所見

- 無痛性腫脹，表面平滑，弾性硬．
- **精巣水瘤**：交通性ではサイズが変化する．号泣時や発熱時に大きくなる．朝は小さいが夕方に腫大する．

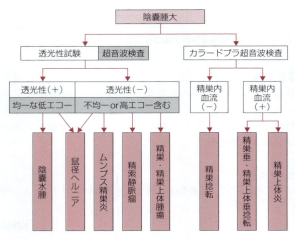

図 4-56 陰嚢腫大をきたす疾患の鑑別診断アルゴリズム

- 精索水瘤：サイズの変化はない．
- 鼠径ヘルニア：圧迫によってグジュグジュと腹腔内に還納される．

検査（図4-56）

- 透光性試験が陽性を示す（ライトを当てると内部が透き通って見える）（図4-57）．しかしヘルニアでも腸内容液が同様の透光性を示すことがある．
- 超音波検査で均一な低エコー領域を示す（図4-58）．

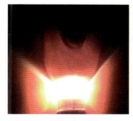

図4-57 透光性試験

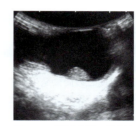

図4-58 陰嚢水腫の超音波検査所見

治療法

- 以下の場合は陰嚢水腫根治術を行う：
  ①鼠径ヘルニアを合併する場合は，絶対的手術適応．
  ②VPシャント留置中や腹膜透析中の症例，疼痛や不快感の強い水瘤，交通性で大きな水瘤や緊満した水瘤，自然消失が期待できない症例も，①に準ずる手術適応．

要注意事項

禁忌

- 陰嚢穿刺吸引：
  ▶小児にとって穿刺による局所疼痛，精神的苦痛は避けられない．
  ▶穿刺に伴う発熱・血腫形成・腸管損傷（ヘルニア併発時）など合併症のリスクがある．
  ▶交通性の場合は穿刺直後に再貯留する．

（水野健太郎）

11 包茎

基本事項

- 陰茎の包皮口が狭いため亀頭を露出させることができない状態を包茎という.
- 出生時に包皮口が開いていることはまれなため,ほとんどの新生児・乳児,多くの幼児で亀頭は露出されない.
- 成長とともに包皮口は開大し,分泌物の存在により亀頭と包皮の生理的癒合が剥がれ,95%以上の男子で思春期以降までに亀頭の露出が可能になる.

診断のポイント

亀頭包皮炎

- 亀頭と包皮との間に発生する急性炎症.
- 陰茎の発赤,疼痛,排膿などをきたす.
- 抗菌薬を含む外用薬で治癒することが多いが,尿路・生殖器の感染を合併している場合には内服の抗菌薬が必要.

バルーニング

- 包皮口が狭くて硬いと排尿時に包皮内に尿が貯留して風船状に膨らむ(バルーニング).

閉塞性乾燥性亀頭炎

- 包皮および亀頭の慢性進行性の炎症疾患.
- 皮膚科領域の硬化性萎縮性苔癬(lichen sclerosus et atrophicus;LSA)の一病型.
- 包皮口周辺が白色に瘢痕化し,包皮の翻転はできない.
- 病変が亀頭や尿道口に及び,外尿道口狭窄を起こすことがある.
- 手術治療が望ましい.

嵌頓包茎

- 包皮口が狭いのに無理に剥いて亀頭が露出したのち,もとに戻せなくなった状態.
- 陰茎が絞扼されるためリンパや静脈の流れが停滞し,包皮の著明な浮腫をきたす.
- 発症直後は用手的な整復が可能なことが多い.

治療法

- **背面切開術**(図4-59):嵌頓包茎や尿閉状態の場合の緊急外科的処置として背面切開術を選択する.術後外観が腹側に包皮が偏り醜

いので，通常の手術には選択すべきではない．
- **環状切除術**（図4-60）：閉塞性乾燥性亀頭炎では，病変部位を残すと再発するリスクが高いため環状切除術が推奨される．
- **包皮口形成術**：学童期までの小児では術後に亀頭が露出状態になるのは避けたい．三点切開法（図4-61）やY-V形成術，部分的環状切開術などが望ましい．

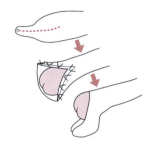

図4-59 背面切開術
術後に包皮が腹側に偏った外観になる．

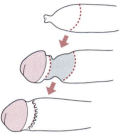

図4-60 環状切除術
術後に亀頭が剥き出しになった外観になる．

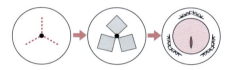

図4-61 包皮口形成術（三点切開法）
術後に小児の自然な包茎の形態が得られる．

要注意事項

禁忌

- **強制的包皮翻転**：狭小な包皮口を広げようと強引に翻転させると，戻せなくて嵌頓包茎になるか，戻せても瘢痕化して将来真性包茎の原因になるので，厳に戒めるべきである．

注意

- **局所ステロイド投与**：包皮口の開大を目的にステロイド含有薬剤が局所投与されることがある．短期的な効果はあるが，長期的な効果は証明されていない．またステロイド投与による唾液中ホルモン濃度の異常が報告されており，2か月以上の継続投与は要注意である．

（水野健太郎）

7 内分泌疾患，性機能障害

1 男性不妊症

基本事項

- 挙児を希望するカップルの10～15%が不妊．
- 不妊症の原因は，男性のみが24%，男女ともが24%であり，約半数で男性側に原因がある．
- 男性不妊症の原因は，①造精機能障害：82.4%，②性機能障害：13.5%，③閉塞性精路通過障害：3.9%．
- 男性不妊症の37%に精索静脈瘤を認める．

診断のポイント(図4-62)

- 停留精巣，鼠径ヘルニア，その他手術歴聴取．
- 性機能障害の有無，性交渉の頻度などを問診．
- 陰嚢部・腹部の診察，精巣サイズ測定，精管の有無，精索静脈瘤

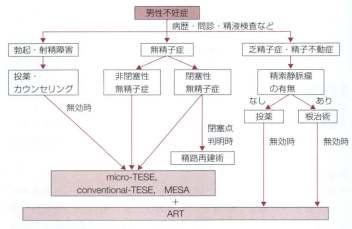

図4-62 **男性不妊症の診療アルゴリズム**
micro-TESE：microdissection testicular sperm extraction，MESA：microsurgical epididymal sperm aspiration，ART：assisted reproductive technology.

の有無，精液検査．
- 黄体形成ホルモン(LH)，卵胞刺激ホルモン(FSH)，プロラクチン(PRL)，テストステロンのホルモン採血，染色体検査，AZF 遺伝子検査．
- 非閉塞性/閉塞性無精子症の鑑別は精巣サイズと FSH で行う．

治療法（図4-62）

- 無精子症であれば micro-TESE，conventional-TESE，MESA のいずれかで精子採取（図4-63）．
- 静脈瘤が存在する乏精子症，精子不動症は精索静脈瘤根治術．
- 閉塞点がわかっているときは精路再建術の選択肢がある．
- 無精子症は生殖補助医療(ART)が必須．
- 低ゴナドトロピン性性腺機能低下症はホルモン療法にて造精機能改善が期待できる．

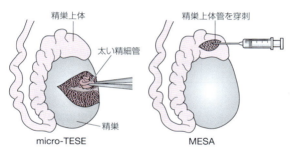

図4-63 **精子採取**

要注意点

- 晩婚化が一般化しているため，初診時すでに妻が35歳以上の場合早急な治療(ART)を考慮．
- 閉塞点の判断がつくとき(精管結紮後)は精管-精管再吻合術の適応だが，経験と妻の年齢を考慮し，必ずバックアップとして TESE も同時に施行．

［関連ガイドライン］
1) 日本生殖医学会（編）：生殖医療の必修知識2020．日本生殖医学会，2020

（梅本幸裕）

2 勃起障害(ED)

基本事項
- 勃起障害(ED)は，満足な性行為を行うための十分な勃起が得られない，または維持できない状態が持続または再発することをいう．
- ①器質性，②心因性，③混合性に分けられるが，定義は明確でない．

診断のポイント
①病歴聴取：IIEF(→273頁)，SHIM，EHS(→274頁)などの問診票を用いて重症度を判断する．
②危険因子の確認：表4-26に挙げる危険因子があるか確認し，EDの原因を探り，可変可能な因子を特定する．
③理学的所見：外性器の異常，陰茎の変形の有無をチェックする．
④臨床検査：検尿，血糖測定．性腺機能低下を疑う場合ホルモン検査．
⑤特殊検査：性機能専門医が行う．

表4-26 EDの危険因子

①加齢	⑤喫煙	⑨外傷および手術
②糖尿病	⑥テストステロン低下	⑩心理的および精神疾患的要素
③肥満と運動不足	⑦慢性腎臓病と下部尿路症状	⑪薬剤
④心血管疾患および高血圧	⑧神経疾患	

治療法
- **薬物療法**：ホスホジエステラーゼ5(PDE5)阻害薬が第1選択．本邦では以下に示す3薬が使用可能．硝酸薬との併用は禁忌：

> ①シルデナフィル(バイアグラ®錠)　1回25〜50 mg　1日1回　性行為の1時間前　※効果3〜4時間程度
> ②バルデナフィル(レビトラ®錠)　1回10〜20 mg　1日1回　性行為の1時間前　※効果3〜4時間程度
> ③タダラフィル(シアリス®錠)　1回10〜20 mg　1日1回　性行為の1時間前　※効果35〜37時間程度

- **陰茎プロステーシス**：国内でも限られた施設でのみ行われる．

要注意事項
- EDが心血管疾患や神経疾患の初発症状となりうる．

[関連ガイドライン]
1) 日本性機能学会/日本泌尿器科学会(編)：ED診療ガイドライン，第3版．リッチヒルメディカル，2018

(岩月正一郎)

3 持続勃起症

基本事項

- 持続勃起症は,性的刺激・性的興奮と無関係である勃起が4時間を超えて持続している状態.
- ①虚血性持続勃起症(low flow priapism),②非虚血性持続勃起症(high flow priapism),③stuttering priapism に分類される.
- **虚血性**:抗うつ薬,抗精神病薬,慢性骨髄性白血病などが原因.
- **非虚血性**:会陰部の打撲など鈍的外傷後,数時間~数日後に発症.
- **stuttering priapism**:鎌状赤血球症が原因(本邦では極めて少ない).

診断のポイント

- **虚血性**:静脈が閉塞し,動脈血流入により海綿体内圧が異常亢進する.低酸素状態となり勃起障害(ED)に陥る可能性があり,緊急を要する.
- **非虚血性**:陰茎海綿体動脈の破綻により流入血液が増加するが,静脈が開存しており海綿体から血液が流出するため経過観察が可能.
- **虚血性と非虚血性の鑑別**:カラードプラ超音波検査と陰茎海綿体内血液ガス分析が最も有用(表 4-27).

表 4-27 持続勃起症の鑑別診断

	虚血性持続勃起症	非虚血性持続勃起症
勃起状態	完全勃起	不完全勃起
疼痛	あり	なし
先行する会陰部外傷	なし	あり
カラードプラ超音波検査	血流の減弱	動脈性の乱流
陰茎海綿体内血液ガス分析	静脈血	動脈血

治療法

- 持続勃起症の診断・治療方針を図 4-64(➡ 次頁)に示す.

虚血性持続勃起症の治療

- **瀉血,陰茎海綿体内洗浄**:陰茎根部に19~21 G翼状針を穿刺して瀉血する.生理食塩水で洗浄する.
- **交感神経刺激薬投与**:

  - エホチール®注10 mg 1 mLを生理食塩水9 mLに溶解して,1 mLを5分おきに1 mLずつ注入

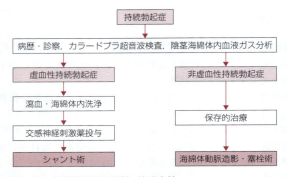

図 4-64　持続勃起症の診断・治療方針

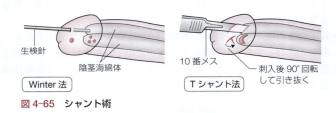

図 4-65　シャント術

- シャント術（図 4-65）：瀉血・洗浄・交感神経刺激薬投与により 1 時間以内に改善しない場合は，シャント術に移行する：
  - ➤ Winter 法：亀頭から陰茎海綿体に生検針を刺入する．
  - ➤ T シャント法：陰茎亀頭部に 10 番メスを刺入後，90°回転させて引き抜く．

非虚血性持続勃起症の治療
- **保存的治療**：圧迫・冷却を行う．
- **海綿体動脈塞栓術**：保存的治療で改善がみられず，ドプラ超音波検査で動静脈瘻がみられる場合に行う．重篤な合併症に ED がある．

要注意事項
- 海綿体動脈塞栓術術後の ED 発生率は 15〜20％とされ，患者への事前の問診・説明が欠かせない．

（加藤大貴）

4 LOH症候群(男性更年期障害)

基本事項
- 男性更年期障害は，加齢によるアンドロゲン低下に伴う症状を呈する状態をいい，LOH(late-onset hypogonadism)症候群という呼称が一般的である．
- 症状：①リビドー(性欲)と勃起能の減退，②知的活動・認知力・見当識の低下，疲労感，抑うつ・短気などの気分変調，③睡眠障害，④筋力低下，⑤内臓脂肪の増加，⑥体毛と皮膚の変化，⑦骨減少・骨粗鬆症．

診断のポイント
- 遊離テストステロン(FT)を測定し，病態を鑑別する(図4-66)．
- 重症度はAMS(Aging male's symptom)スコア(➡275頁)や熊本式健康調査票(➡276頁)などを用いて診断する．

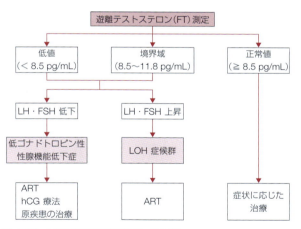

図4-66 LOH症候群の診療アルゴリズム
ART：アンドロゲン補充療法(androgen replacement therapy)，hCG：ヒト絨毛性ゴナドトロピン(human chorionic gonadotrophin).

治療法

- アンドロゲン補充療法(ART)：①LOH 症状を有する，②40 歳以上で，③FT が低下している場合，ART の適応となる．
- 以下に示すような処方をし，3 か月ごとに効果を評価する：

> ①テストステロンエナント酸エステル(エナルモンデポー® 筋注) 1 回 125 mg 筋注 2～3 週ごと(または 1 回 250 mg を 3～4 週ごと)
> ②ヒト絨毛性性腺刺激ホルモン(hCG)(ゴナトロピン® 筋注用) 1 回 3,000～5,000 単位 筋注 週 1～2 回または 2 週ごと
> ③男性ホルモン軟膏(グローミン®) 1 回 3 g 1 日 1～2 回
> ※ OTC(第 1 類)医薬品

要注意事項

- 症状の重複するうつ病や，低テストステロンに伴う身体疾患(心血管疾患や肥満，睡眠障害，骨粗鬆症)などを見逃さない．

[関連ガイドライン]
1) 日本泌尿器科学会/日本メンズヘルス医学会/LOH 症候群(加齢男性・性腺機能低下症)診療の手引き作成委員会(編)：LOH 症候群(加齢男性・性腺機能低下症)診療の手引き．医学図書出版，2022

(岩月正一郎)

8 女性泌尿器疾患

1 腹圧性尿失禁

基本事項
- 咳やくしゃみなど,腹圧がかかったときに尿失禁を認めるもの.
- 多くが経産婦で,閉経後に尿失禁を自覚することが多い.
- 原因:①尿道過可動型(UH)と②内因性括約筋機能不全型(ISD)の2種類がある.

診断のポイント
①問診(最も重要):いつから,どんなとき,どの程度失禁を認めるかを必ず聞く.

②ストレステスト:内診の際に,腹圧(咳など)をかけ,尿が漏れるか確認する.

③その他:パッドテスト,Qチップテスト(腹圧時の膀胱・尿道の動きを見る検査 ➡ 18頁参照),膀胱造影検査など.

治療法
(1) 骨盤底筋訓練
- リラックスした姿勢で,骨盤底筋を締めたり(排尿を我慢する感じ),緩めたりする.
- 長期治療成績は,約50%といわれている.しかし,実際に長期継続できる患者は,10%未満である.

(2) 薬物療法
- エビデンスが乏しく,骨盤底筋訓練の補助的役割である:

> • スピロペント®錠(10μg) 1回2錠 1日2回 朝・夕

(3) 手術療法
- 中部尿道を,人工素材のポリプロピレンテープを用いて支持するTVT(tension-free vaginal tape)手術,TOT(transobturator tape)手術が,現在の主流である(図4-67 ➡ 次頁).

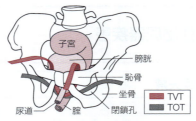

図 4-67　中部尿道スリング手術（TVT 手術と TOT 手術）

要注意事項

- TVT 手術は，治療効果は高いが膀胱損傷，出血，腸管損傷などの合併症がある．

[関連ガイドライン]
1) 日本排尿機能学会/日本泌尿器科学会（編）：女性下部尿路症状診療ガイドライン，第 2 版．リッチヒルメディカル，2019

（池上要介）

2 骨盤臓器脱

基本事項
- 腟から膀胱,子宮,直腸などが脱出した状態を骨盤臓器脱という.
- ほとんどの患者が,臓器脱出を自覚する.
- 排尿困難や便秘を自覚することも多い.
- 自尊心が傷つき,外出することがつらくなったりする.

診断のポイント
- 問診:「腟から何か出てきた」といった症状の確認で,ほぼ診断可能.
- 内診(最も重要):砕石位で腟を観察し,脱出臓器を確認する.
- POP-Q(pelvic organ prolapse quantification):骨盤臓器脱の国際的標準評価法(➡277頁).

治療法
(1) ペッサリー(リングペッサリー)
- 腟内にペッサリーを挿入し,臓器の脱出を抑える方法.
- 異物のため,腟壁に慢性的な炎症が起こりやすい.

(2) 手術
- native tissue repair(NTR):メッシュを用いない術式.
- TVM(tension-free vaginal mesh)手術:経腟メッシュ手術(図4-68).
- 腹腔鏡下仙骨腟固定術(laparoscopic sacrocolpopexy;LSC):腟前後にメッシュを挿入し,頭側メッシュをL5/S1の前縦靱帯に固定する.

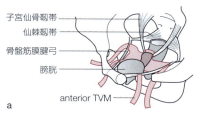
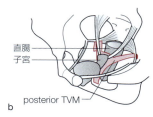

図4-68 経腟メッシュ手術(TVM手術)
a:anterior TVM(腟前壁を補強する). b:posterior TVM(腟後壁を補強する).

要注意事項
- TVM手術は,経腟メッシュ手術関連合併症から,2011年に米国FDAから警告が発せられた.本邦でTVM手術を行うには,経腟メッシュ手術講習会を受講する必要がある.

(池上要介)

3 尿道カルンクル，尿道脱

❶ 尿道カルンクル

基本事項

- 女性尿道口に発生する，米粒大～小豆大の軟らかくて赤い腫瘤（図4-69）．
- 中年以降に多い．
- 症状は，下着への血液の付着，排尿時違和感などが多い．

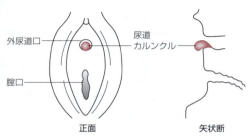

図4-69　尿道カルンクル

診断のポイント

- 内診で，外尿道口6時方向に発赤した隆起病変を認める．

治療法

- 小さくて無症状の場合は，経過観察でよい．
- **薬物治療**：抗炎症作用のある薬を塗布する：

  - リンデロン®-VG軟膏0.12%　患部に1日1～数回塗布

- **手術治療**：腫瘤を切除し，切除部位を縫合閉鎖する．

要注意事項

- 悪性疾患または尿道脱との鑑別を要するときがある．
- 腫瘤が大きい場合や出血壊死が目立つ場合には，擦過細胞診，生検も考慮する．

❷ 尿道脱

基本事項

- 尿道粘膜が,外尿道口より全周性に脱出(図4-70).
- 高齢女性に多い.
- 症状は,外陰部からの出血が多い.

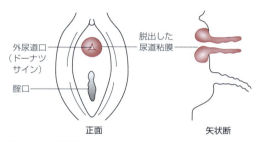

図 4-70　尿道脱

診断のポイント

- 外陰部に,発赤した1〜2 cmの腫瘤を認める.
- 中心に尿道口が確認される(ドーナツサイン).

治療法

- 薬物治療:ステロイドやエストロゲン軟膏などを塗布:

 ・リンデロン®-VG軟膏0.12％　患部に1日1〜数回塗布

- 手術治療:以下の方法がある:
  ➤ 脱出尿道粘膜を根元で結紮.
  ➤ 脱出尿道粘膜を切除し,外尿道口を形成.

(池上要介)

腎・血管疾患

1 腎不全

基本事項

- 腎機能が低下して，正常に働かなくなった状態を指す．
- 古典的には，発症までの経過により急性腎不全と慢性腎不全に分けられる（表4-28）．
- 最近は，新たな疾患概念として AKI（acute kidney injury；急性腎障害）と CKD（chronic kidney disease；慢性腎臓病）を用いる．

表 4-28 急性腎不全と慢性腎不全

	急性腎不全	慢性腎不全
発症までの経過	腎機能が急速に低下（1日以内〜数週間）	腎機能が徐々に低下（数か月〜数年）
原因	脱水，ショック，敗血症，手術，薬剤など	糖尿病性腎症，腎硬化症，慢性腎炎など
腎機能回復の可能性	可能性あり	回復は見込めない

AKI 診断基準と病期分類（表4-29）

表 4-29 KDIGO（Kidney Disease Improving Global Outcomes）診療ガイドラインによる AKI 診断基準と病期分類

定義	1. sCr≧0.3 mg/dL の上昇（48 時間以内） 2. sCr 1.5 倍以上の上昇（7 日以内） 3. 尿量 0.5 mL/kg/時以下が 6 時間以上持続	
	血清クレアチニン（sCr）	尿量
stage 1	sCr 1.5〜1.9 倍上昇 または sCr≧0.3 mg/dL の上昇	0.5 mL/kg/時未満が 6 時間以上持続
stage 2	sCr 2.0〜2.9 倍上昇	0.5 mL/kg/時未満が 12 時間以上持続
stage 3	sCr 3.0 倍上昇 または sCr≧4.0 mg/dL の上昇 または 腎代替療法の開始	0.3 mL/kg/時未満が 24 時間以上持続 または 12 時間以上の無尿

CKD 診断基準

- 以下のいずれかが 3 か月を超えて存在：
  ① 尿検査異常，画像診断，血液検査，病理診断で腎障害の存在が

明らか．特に 30 mg/gCr 以上のアルブミン尿の存在が重要．
②eGFR＜60 mL/分/1.73 m^2．
- CKD の重症度は，原因（Cause；C），腎機能（GFR；G），蛋白尿（アルブミン尿；A）による CGA 分類で評価する．

診断のポイント

AKI
①AKI を疑った場合は，まず画像診断（腎超音波検査または腹部 CT）を施行．➡ 腎後性 AKI や既存の CKD（腎萎縮）などを鑑別．
②次に，尿沈渣で変形赤血球や白血球，円柱の存在を確認．➡ 糸球体腎炎や間質性腎炎を鑑別．
③最後に，薬剤による腎毒性や虚血による腎前性・腎性 AKI を鑑別．

CKD
- 検尿での蛋白尿の検出が最も重要．随時尿や蓄尿で尿蛋白定量およびアルブミン/Cr 比を求めて評価する．
- 尿潜血反応陽性であれば，尿沈渣での赤血球の形態や円柱により，糸球体由来の血尿かどうか判断する．

治療法

AKI
- AKI 治療の原則は，可逆的な要因の除去である．
- 体液量，電解質，酸塩基平衡の致死的になりうる変化があれば，速やかに血液浄化療法を開始する．

CKD
- CKD の治療においては，まず生活習慣の改善（禁煙，減塩，肥満の解消など）が重要である．詳しくは成書を参考にされたい．

要注意事項
- 腎前性 AKI と腎性 AKI とは鑑別が困難なことがあり，輸液に反応して腎機能が回復するか否かで判断せざるを得ない場合がある．
- 腎後性 AKI では，尿管カテーテル留置（➡ 86 頁）や腎瘻造設（➡ 82 頁）が必要となる．

［関連ガイドライン］
1) AKI（急性腎障害）診療ガイドライン作成委員会（編）：AKI（急性腎障害）診療ガイドライン 2016．東京医学社，2016
2) 日本腎臓学会（編）：エビデンスに基づく CKD 診療ガイドライン 2018．東京医学社，2018

（窪田裕樹）

2 腎血管性高血圧

基本事項
- 腎動脈の狭窄により,患側腎の傍糸球体細胞からのレニン分泌が刺激され,引き起こされる高血圧.
- 腎動脈狭窄の原因としては,動脈硬化性,線維筋性異形成,高安動脈炎などが挙げられる(表4-30).
- 通常,無症状だが,腹部血管雑音が約50%に聴取される.
- 高血圧の原因の約3〜5%.

表4-30 腎動脈狭窄の主な原因疾患

	動脈硬化性	線維筋性異形成	高安動脈炎
年齢	高齢	若年〜中年	若年
性別	男性	女性	女性
好発部位	中枢側	中部〜末梢側	起始部
患側	両側	片側	両側
その他の特徴	高頻度(腎動脈狭窄の60〜70%)	数珠状病変,腎動脈狭窄の10%	炎症所見

診断のポイント
- 腎動脈以外の動脈硬化性病変の存在,複数の降圧薬によっても治療抵抗性を示す高血圧,片側の腎萎縮や腎サイズの左右差,低K血症の合併,RA系阻害薬の使用開始後の急速な腎機能悪化,尿所見に乏しいCKDの場合には,疑われる.
- 図4-71のように,確定診断のための検査を行う.

治療法
- **薬物治療**:片側性腎動脈狭窄では,RA系阻害薬による血圧管理を行う.ただし急性腎障害(AKI)のリスクがあるため,少量より開始し,投与から2週間を目安に,血清CrやK値を確認しつつ用量を調節する.両側性腎動脈狭窄が疑われる場合や単腎の症例には原則としてRA系阻害薬は使用しない.
- **経皮的血行再建術**〔経皮的腎動脈形成術(PTRA)およびステント留置術の併用〕:
  ➤ 動脈硬化性腎動脈狭窄症に対して,ガイドラインでは経皮的血行再建術は推奨されていない.
  ➤ 線維筋性異形成による腎動脈狭窄症に対しては,経皮的血行再

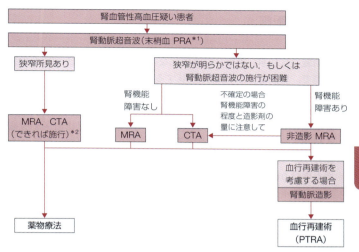

*1 適宜,末梢血 PRA,カプトプリル負荷 PRA,レノグラムなどの機能的診断は補助的に使用する
*2 腎機能障害の場合は非造影 MRA もしくは CTA を考慮する

図 4-71 腎血管性高血圧の確定診断のための検査
〔日本高血圧学会 高血圧治療ガイドライン作成委員会(編):高血圧治療ガイドライン 2014.
ライフサイエンス出版,p119,2014 より転載〕
PRA:plasma renin activity,PTRA:percutaneous transluminal renal angioplasty.
腎動脈超音波検査による狭窄の判定基準:収縮期最高血流速度(peak systolic velocity;
PSV)>180 cm/s,RAR(腎動脈/大動脈 PSV 比)>3.5.

建術が第1選択.ステント留置術は再狭窄のリスクを低下させるが,術後に抗血小板薬の投与が必要となる.
- **開腹術**:PTRA を技術的に施行できない場合のみ,バイパス術や自家腎移植の適応がある.

要注意事項
- 薬物治療単独,あるいは血行再建術併用の場合も,血清 Cr の経過,超音波検査による腎サイズ,収縮期最高血流速度(PSV)などを注意深く観察する.

(廣瀬泰彦)

3 腎動脈瘤

基本事項
- 大動脈炎症候群，外傷，動脈硬化などが主な原因．0.1〜0.3％の発生率で，腎動脈が前後枝に分岐する部位に動脈瘤が好発する．
- 女性に多く，男女比は 3：7 程度とされる．
- 線維筋性異形成が本症の一因であるといわれている．
- 臨床症状は無症候性のものが多いが，4〜25％程度に血尿や腹痛を伴う．多くの患者が高血圧を有しており，4〜14％に腎障害を伴う．7〜30％に腹部動脈瘤や腸骨動脈瘤を併発している．
- 増大率は 0.006〜0.6 mm/年との報告がある．

診断のポイント
- 造影 CT が簡便で有用な検査方法である．
- 超音波検査や MRI も有用．

治療法
- 腎動脈瘤のサイズ，形態に応じて適宜治療方針を決定する．
- 無症候性で 15 mm 以下の腎動脈瘤は経過観察でよい．
- **腎動脈瘤切除術**：15〜20 mm 以上の動脈瘤，非石灰化あるいは部分石灰化例，増大傾向にあるもの，薬剤抵抗性のコントロール不良な高血圧のあるもの，急性解離を伴うものが適応．しかし，塞栓術にて治療可能なものもあり，より侵襲の少ない治療法を考慮する．
- **血管内治療**：コイル塞栓術や ethylene vinyl alcohol polymer を注入する liquid 塞栓術，ステントグラフト内挿術が行われる．
- 妊娠中は腎血流の増加とホルモン環境の変化により，血管の弾性線維が脆弱化し，破裂のリスクが高まる．
- 開腹血管形成術では動脈瘤の位置によって，切離後の動脈断端を連続縫合したり，切除した動脈瘤によって欠損する部位が発生する場合には，大伏在静脈などのパッチグラフトを用いることもある．

要注意事項
- 破裂による急性出血をきたした場合には，緊急手術が必要となる．その際は循環動態が不安定なことが多く，腎摘除術が必要となることが多い．

（野田祐介）

4 腎動静脈瘻

基本事項

- 腎動静脈瘻とは腎臓内の動脈系と静脈系に瘻孔ができた状態であり，瘻の破綻により突然重大な肉眼的血尿をきたすことがある．
- 無症候性に画像検査で偶然発見されるものもある．
- ①先天性，②続発性，③特発性に分類される：
  - **先天性腎動静脈瘻**：本症の約25％を占め，腎動静脈奇形に由来することが多い．
  - **続発性腎動静脈瘻**：本症の約70％を占め，腎生検，腎瘻造設術，腎手術などの医原性のものや，腫瘍，外傷によるものがある．
- 近年，腹腔鏡やロボット支援下腎部分切除術が増加しており，術後管理では必ず本症に留意する．

診断のポイント

- カラードプラ超音波検査でモザイク像がみられる．
- 腎動静脈造影で動脈相の早期に腎静脈が造影されれば診断が確定する（図4-72）．
- CTまたはMR angiographyも確定診断に有用である．

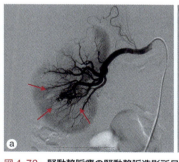 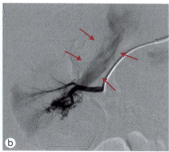

図4-72　腎動静脈瘻の腎動静脈造影所見
a：動脈の瘤状の拡張がみられる（矢印）．
b：動脈早期相で静脈が描出されている（矢印）．

治療法

- 症候性(肉眼的血尿,シャント血流による心不全・高血圧など)であれば治療適応となる.
- 主な治療法は血管塞栓術である:
  - **先天性腎動静脈瘻**:cirsoid type(nidus と呼ばれる異常血管を介して動静脈間が交通する型)が多く,塞栓物質としてエタノールやヒストアクリルが選択される.
  - **後天性腎動静脈瘻**:aneurysmal type(血管瘤があり流入する動脈と流出する静脈は1本ずつである型)が多く,塞栓物質として金属コイルやゼラチンスポンジが選択される.
- 瘻孔の大きいものでは腎部分切除術や腎摘除術などの手術療法が適応となる.

要注意事項

- 瘻孔の形状・サイズにより適切な治療が必要であること,また場合により複数回の治療が必要になることを患者に説明する.

(松本大輔)

その他の泌尿器科疾患

1 特発性腎出血

基本事項
- 特発性腎出血とは，超音波検査やCTなどの画像診断，尿細胞診・血液検査にて異常所見がなく，ほとんどの場合片側の上部尿路出血をさす．
- 一般に血尿以外は無症状であるが，出血性貧血のため輸血を必要とする場合もある．
- 特発性＝原因不明という意味であったが，尿路内視鏡機器の進歩に伴い出血部位の同定が可能となる症例も認められるようになった．

診断のポイント（図4-73 ➡ 次頁）
- **血液生化学検査・尿検査**：腎炎を含む炎症性疾患の否定．
- **血液凝固検査**：血液疾患の否定．
- **尿細胞診**：尿路悪性腫瘍の否定．
- **超音波検査**：腫瘍性病変や尿路結石の存在の否定．
- **DIP，RP**：上部尿路の陰影欠損像のないことを確認（血塊形成によるものを除外）．
- **CT，MRI**：腫瘍性病変・尿路結石・腎血管性病変などの否定．
- **膀胱鏡**：血尿の由来が左右どちらの腎からのものかを確認するのが重要．ほとんどの場合片側であり，両側例は血液疾患などの疾患も疑う．
- **腎盂尿管鏡**：細径の腎盂尿管鏡にて腎盂内観察が可能となった．

治療法
- 安静，止血薬（アドナ®），抗プラスミン薬（トランサミン®）などの対症療法が主である．
- **レーザー腎盂粘膜焼灼術**：細径腎盂尿管鏡で腎盂の出血部位（腎杯乳頭中心の血管腫など）が確認できる場合は，YAGレーザーにて出血部位の粘膜を焼灼・凝固することで止血を得る．
- **過酸化水素水腎盂内注入療法**：尿管カテーテルにて患側腎盂内に1.5～3％の過酸化水素水を注入する．

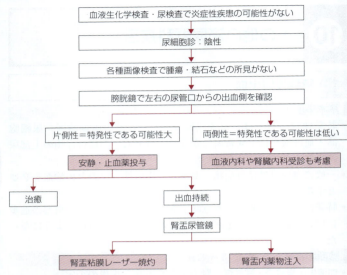

図 4-73 特発性腎出血の診療アルゴリズム

- 硝酸銀溶液腎盂内注入療法：ショック，腎細胞壊死，多臓器不全なども報告されており，近年あまり行われていない．

要注意事項

- これらの治療はあくまで対症療法であり，安易な診断で他疾患を見落とさないことが重要である．
- 特に両側出血例は IgA 腎症などによる血尿も念頭におき尿沈渣中の変形赤血球（糸球体性出血）の存在にも留意する．
- 出血が再発することも多く，再出血の可能性についても十分な説明が必要である．

（最上 徹）

2 後腹膜線維症

基本事項

- 後腹膜線維症とは,後腹膜腔脂肪組織に発生した線維化病変の硬化に伴う尿管の通過障害をきたす疾患である.
- 約70%が原因不明(特発性)とされていたが,悪性腫瘍,血管炎などの自己免疫疾患,腹部大動脈瘤などに続発することもあり,本症に伴う水腎・水尿管がこれらの疾患の診断契機となることがある.
- 特発性後腹膜線維症のなかに IgG4 関連後腹膜線維症が多数含まれていることがわかってきた.
- 初期症状は呈さないことが多いが,進行すると両側性の尿管閉塞をきたし腎後性腎不全となる.

診断のポイント(図 4-74)

- 悪性腫瘍の治療歴,全身性の血管炎や IgG4 関連疾患などの自己免疫疾患,腹部大動脈瘤など.

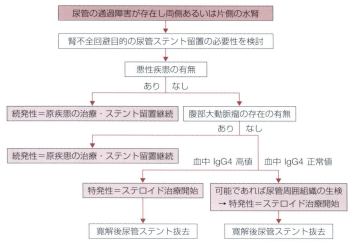

図 4-74　後腹膜線維症の診療アルゴリズム

- 片頭痛治療薬(ジヒデルゴット®)の長期間内服に本症惹起の報告があり，本邦では2016年に販売中止されている．
- **血液検査**：炎症反応(CRP・ESR)，腎機能(BUN・Cre)，抗核抗体，血中 IgG4．
- **検尿・尿細胞診**：尿路悪性腫瘍の除外．
- **超音波検査**：水腎症．
- **DIP・RP**：水腎水尿管，尿管狭小化と中央偏位．
- **CT・MRI**：大動脈・尿管周囲の軟部腫瘤像，尿管狭窄をきたす他疾患の除外．
- **尿管周囲組織の生検**：CT下生検，腹腔鏡下生検も必要に応じ行う．

治療法
- **尿路確保**：尿管ステント留置は容易であることが多い，経皮的腎瘻造設術が必要になることもある．
- **特発性におけるステロイド(プレドニン®)治療**：CRP・ESR と IgG4(陽性時)が効果判定となる：

  - プレドニン®錠　0.6 mg/kg/日で治療開始後，適宜漸減

- 難治例には尿管剝離術や尿管腹腔内置換術なども選択肢となる．

要注意事項
- 血中 IgG4 検査は必須．高値であれば治療後の病勢も反映される．
- IgG4 関連後腹膜線維症診断時は，ほかの IgG4 関連疾患(IgG4 関連腎臓病，自己免疫性膵炎など)の合併にも留意する．
- スキルス胃癌(胃硬性癌)の後腹膜浸潤と特発性後腹膜線維症の画像診断のみでの鑑別は困難．
- ステロイド治療中止後は再発の可能性大．
- 尿路確保なしでの治療開始後は腎後性腎不全に留意する．

(最上　徹)

3 尿膜管疾患

基本事項

- 尿膜管は臍と膀胱頂部の間にある正中臍索内に存在する約5cmの索状物である.
- 出生直前まで径1mmの管腔構造を有するが, 生後にほとんどが閉鎖する.
- 尿膜管が残存するもの(尿膜管遺残症)は, 管腔構造の存在部位により呼称が異なる(図4-75).
- 治療が必要となる尿膜管疾患として, ①尿膜管膿瘍および②尿膜管癌が挙げられる.

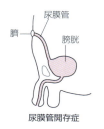
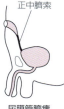
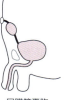

尿膜管開存症　尿膜管臍瘻　尿膜管嚢胞　尿膜管性膀胱憩室

図4-75　尿膜管遺残症

診断のポイント

尿膜管膿瘍

- 臍からの尿や膿の流出で受診することがほとんど.
- CT・MRIで膿瘍の状態や管腔構造が確認できる(図4-76).

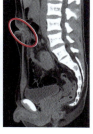

図4-76　尿膜管膿瘍のCT所見
臍から尿膜管への炎症波及による膿瘍形成を認める.

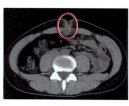

水平断　　矢状断

- 尿の流出が疑われた場合は膀胱鏡検査も行う．

尿膜管癌
- 一般的な膀胱癌と同様に血尿などが発見の契機となる．
- 膀胱鏡検査で膀胱頂部に発生する腫瘍を認めた場合には尿膜管癌の可能性を疑う．
- MRI で尿膜管との連続性を確認する．
- 病理学的には腺癌を呈することが多く，TURBT で病理診断を得ることが重要．

治療法

尿膜管膿瘍
- 抗菌薬加療で改善不良な場合は手術療法が適応となる．
- 腹腔鏡手術は小さな創で膀胱頂部まで十分な尿膜管遊離・切除が可能であり，創痛・審美性・治療効果のいずれからも有用な手技と考えられる．

尿膜管癌
- 膀胱部分切除術が必要となる．
- 再発時の化学療法にエビデンスが確立されたレジメンはないが，S-1＋CDDP 併用療法が有用との報告がある．

（神沢英幸）

4 急性陰嚢症

基本事項
- 突発的な陰嚢痛を主訴とする疾患の総称.
- 精巣捻転症(精索軸捻転症)は精巣壊死に至るため緊急手術が必要.

診断のポイント
- 精巣捻転症を常に念頭においた鑑別を行う(➡ 39 頁も参照のこと).
- 問診・検査で精巣捻転症に特徴的な症状や検査結果を把握する(表 4-31).
- 精巣捻転症のなかには下腹部痛など明確な陰嚢症状を示さないこともあり,注意を要する.
- 精巣捻転症では陰嚢痛に随伴して悪心・嘔吐がみられることが多い.
- ドプラ超音波検査で精巣血流の有無を確認することが重要.
- 精巣捻転症以外の急性陰嚢症には,精巣付属器捻転症,ムンプス精巣炎,川崎病,IgA 血管炎(Henoch-Schönlein 紫斑病),尿路結石などがある.

表 4-31 精巣捻転症の鑑別ポイント

精巣捻転症を積極的に疑うべき所見	精巣捻転症を否定しうる所見
問診 • 思春期男子 • 突発的な発症 • 昼間以外(特に就寝時)での発症 • 悪心・嘔吐の随伴 • 治療前の停留精巣 • 同様の陰嚢痛の既往 • 陰部打撲などの外傷性契機	**問診** • 高熱を伴う陰嚢痛 • 血尿・排尿時痛の合併 • 近日内の流行性耳下腺炎の既往
検査 • 精巣挙筋反射の消失 • 精巣横位と挙上 • ドプラ超音波での精巣血流の消失	**検査** • 精巣自体に圧痛を認めない • 付属器に限局した腫大や圧痛 • blue dot sign • 血膿尿や炎症反応の亢進

治療法(図 4-77 ➡ 次頁)
- 精巣捻転症で緊急手術対応が不可能な場合は用手整復を試みる.
- 多くの場合が内側方向に捻転しているため,外側方向へ回転させる.疼痛が増強するときは,外側捻転の可能性もあるので内側に回転させる.

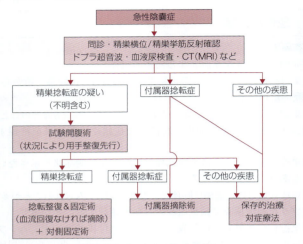

図 4-77 急性陰嚢症の診断と治療アルゴリズム

- 用手的に整復できても，その後に再捻転が起こる場合があるため，後日の手術を予定する．
- 対側の捻転を予防するため対側も精巣固定術を行う．
- 捻転の回転度が 360°以上の場合は，4 時間以内に整復固定してもその後に精巣が萎縮することがあり，綿密な説明が必要である．
- 付属器捻転症は安静鎮痛による保存的治療でもよいが，疼痛が強い場合や精巣捻転が否定できなければ手術を行う．

要注意事項

- 精巣捻転症では精巣機能のレスキューにいわゆる golden time（6〜12 時間以内といわれている）が存在し迅速な対応が求められるため，診断に確証が得られない場合や，検査結果がすべてそろうまで時間を要する場合は試験開腹をためらうべきではない．

[関連ガイドライン]
1) 日本泌尿器科学会(編)：急性陰嚢症診療ガイドライン 2014 年版．金原出版，2014

（神沢英幸）

第5章

術前術後の基本的管理

術前後に休薬が必要な薬剤とその期間

基本事項

- 術前に休薬が必要な主な薬剤と休薬期間の目安を表5-1〜4に示す．
- 糖尿病薬の休薬期間については次項参照（→232頁）．

表5-1 抗凝固薬の休薬期間

一般名（商品名）	休薬期間
ワルファリンカリウム（ワーファリン®）	4〜7日間
ダビガトランエテキシラートメタンスルホン酸塩（プラザキサ®）	24〜48時間
リバーロキサバン（イグザレルト®），アピキサバン（エリキュース®），エドキサバントシル酸塩水和物（リクシアナ®）	24時間以上

表5-2 抗血小板薬の休薬期間

一般名（商品名）	休薬期間
プラスグレル塩酸塩（エフィエント®）	14日間
チクロピジン塩酸塩（パナルジン®），クロピドグレル硫酸塩（プラビックス®）	10〜14日間
アスピリン（バイアスピリン®）	4〜7日前
イコサペント酸エチル（エパデール®），オメガ-3脂肪酸エチル（ロトリガ®）	2〜7日間
シロスタゾール（プレタール®）	72時間
ジピリダモール（ペルサンチン®）	48〜72時間
ベラプロストナトリウム（プロサイリン®），リマプロストアルファデクス（オパルモン®），イフェンプロジル酒石酸塩（セロクラール®），トラピジル（ロコルナール®）	24時間
サルポグレラート塩酸塩（アンプラーグ®），ジラゼプ塩酸塩水和物（コメリアン®）	12〜24時間

表5-3 手術前4週間の休薬が必要な女性ホルモン薬

ルナベル®配合錠，アンジュ®28錠，ヤーズ®配合錠など多数あり

表5-4 レニン-アンギオテンシン系薬剤：手術前24時間休薬

バルサルタン（ディオバン®），ロサルタンカリウム（ニューロタン®），カンデサルタンシレキセチル（ブロプレス®），オルメサルタンメドキソミル（オルメテック®），エナラプリルマレイン酸塩（レニベース®），テモカプリル塩酸塩（エースコール®），イミダプリル塩酸塩（タナトリル®）など多数あり

管理のポイント

1 ワーファリン®
- 心房細動の場合：
  ①手術2週間前にプラザキサ®(110 mg×2回)に変更．
  ②手術2日前にプラザキサ®中止．
  ③術後5〜7日目，ワーファリン®内服再開．
- 弁置換術後の場合：保険適用上プラザキサ®は使用不可．ヘパリンブリッジを行う．
  ①手術5日前に入院．ワーファリン®内服中止し，APTT 40〜60秒を目安にヘパリン化(10,000〜15,000単位/日)を行う．
  ②手術5時間前にヘパリン中止．
  ③術後5〜7日目，ワーファリン®内服再開．

2 抗血小板薬(バイアスピリン®，プレタール®，エフィエント®，プラビックス®など)
- 脳梗塞・狭心症の予防目的の場合：中止可．脳梗塞や狭心症が発症するリスクについて説明しておく．
- 冠動脈ステント留置後の場合：
  ▶ 薬剤溶出性ステント(DES)：最低6〜12か月は抗血小板薬内服が必要．
  ▶ ベアメタルステント(BMS)：最低1〜3か月は抗血小板薬内服が必要．
  ▶ 待機手術は上記期間後に手術を予定する．

要注意事項
- 手術の必要度と出血リスク，内服中止に伴う血栓症の発生リスクを十分に吟味，説明したうえで休薬の判断を行う．
- 判断に迷う場合は循環器科にコンサルトする．

(坂倉　毅)

糖尿病患者の周術期管理

基本事項
- 本邦の糖尿病患者数は，生活習慣と社会環境の変化に伴って急速に増加している．
- 糖尿病は感染などの周術期合併症の重要なリスクの1つである．
- 血糖コントロール不良例では，糖尿病専門医へのコンサルテーションも必要だが，主治医としてある程度の知識・管理能力は必要である．

管理のポイント

術前
- **血糖管理**：合併症予防の観点から HbA1c＜7.0%，空腹時血糖値 130 mg/dL，食後2時間血糖値 180 mg/dL を目標にコントロールする．
- 細小血管障害である網膜症，腎症，神経障害ならびに大血管障害である脳梗塞，心筋梗塞，閉塞性動脈硬化症の有無を確認する．また，必要があれば各専門科にコンサルテーションをする．
- 経口血糖降下薬やインスリンは手術当日には使用しない（表5-5）．

表5-5 糖尿病薬の休薬期間

種類	一般名(商品名)	休薬期間
ビグアナイド系	メトホルミン塩酸塩(メトグルコ®)	48時間
スルホニルウレア系(SU剤)	グリメピリド(アマリール®)，グリベンクラミド(オイグルコン®)，グリクラジド(グリミクロン®)	24時間
選択的DPP-4阻害薬	ビルダグリプチン(エクア®)，シタグリプチンリン酸塩水和物(ジャヌビア®)	
SGLT2阻害薬	イプラグリフロジン L-プロリン(スーグラ®)，ダパグリフロジンプロピレングリコール水和物(フォシーガ®)	
αグルコシダーゼ阻害薬	アカルボース(グルコバイ®)，ミグリトール(セイブル®)，ボグリボース(ベイスン®)	
速効型インスリン分泌促進薬	ミチグリニドカルシウム水和物(グルファスト®)	
インスリン抵抗性改善薬	ピオグリタゾン塩酸塩(アクトス®)	
GLP-1受容体作動薬	リラグルチド(ビクトーザ®)	

術後

- **血糖管理**：1日3回血糖測定を行い，スライディングスケール法に従って超速効型または速効型インスリン（ヒューマログ®，ヒューマリン®Rなど）を使用する（表5-6）．
- 低血糖時の指示も出しておく：

> - ブドウ糖10gを2包摂取，50%ブドウ糖40mL静注

- 術後，確実に経口摂取ができるようになるまで，経口血糖降下薬は再開しない．
- 高血糖は易感染性をもたらすため，手術部位感染（SSI）のみならず呼吸器感染症や尿路感染症に注意する．
- スーグラ®やフォシーガ®といったSGLT2阻害薬は尿中の糖排泄を増加させるため，より尿路感染症に注意する．

表5-6 スライディングスケールの例

血糖値 （mg/dL）	速効型または超速効型インスリン皮下注射量
～70	ブドウ糖10gを2包摂取または50%ブドウ糖40mL静注
200～300	2単位
300～400	4単位
400～	6単位

要注意事項

- 周術期合併症（感染，虚血）を予防するために，通常よりも厳格な血糖管理が必要となる．
- 患者自身にも糖尿病が重要な危険因子であることを理解してもらう．

（岡田朋記）

3 ドレーンの管理

基本事項

- 血液や滲出液,消化液,膿などを体外に排出するために用いる管をドレーンという(表5-7).
- 術後出血や縫合不全の早期発見のために挿入する.

表5-7 主なドレーンチューブの種類と特徴

種類	方式	方法	利点	欠点
フィルム型ペンローズ	開放式	ドレーンの先端を短く切断し,ガーゼを当てて排液を染みこませる	・軟らかく違和感が少ない ・漿液性滲出液の排出に優れる	・粘稠性の高い排液には不向き ・逆行性感染が起こりやすい ・排液量の計測が困難
マルチスリット型	閉鎖式	ドレーンの先端を排液バッグに接続する	・低圧持続吸引システムと接続することにより,持続吸引が可能 ・逆行性感染が起こりにくい ・排液量を計測しやすい ・排液の採取が容易である	・固定が緩いと抜けることがある

管理のポイント

- 排液の性状や量,およびドレーンが適切に固定されているかどうかを毎日観察する.

排液の性状

- **血性**:止血不十分か再出血を疑う.バイタルサインに注意して緊急止血術も考慮.
- **尿性**:尿路の損傷や縫合不全を疑う.インジゴカルミン使用や生化学検査で確認する.
- **乳び様**:乳び漏を疑う.脂肪染色で確認.左腎摘出術後などに起こりやすい.
- **便臭**:下部消化管の損傷や縫合不全を疑う.

固定方法(図5-1)

- ドレーンの刺入方向に逆らわず,臥床時に体の下敷きにならない位置でチューブを固定する.

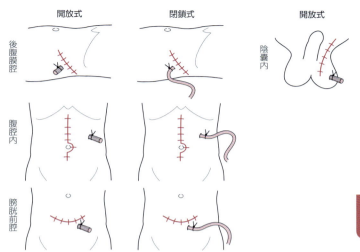

図 5-1　ドレーンチューブ留置の仕方

- 縫合糸で固定する際は，固定糸がチューブに対して直交するように結紮する（斜めに結紮するとあとで固定糸が緩むため）．
- 縫合糸で固定する際は，固定糸を半結紮するときに糸を三重に絡ませた外科結びを行うと硬いチューブの固定でも緩みにくい．
- ペンローズドレーンは貫通結紮で固定することが多い．

要注意事項

- 手術部位感染（SSI）予防の観点から以下の点に留意する：
  ▶ ドレーンは手術切開創とは別に作成する．
  ▶ 基本的に，閉鎖式吸引ドレナージを使用する．
  ▶ 逆行性感染のリスクを考慮し，抜去のタイミングは48時間以内（可能であれば24時間以内）を基準とする．

［関連ガイドライン］
1) 日本泌尿器科学会（編）：泌尿器科領域における周術期感染予防ガイドライン2015．メディカルレビュー社，2016

（阪野里花）

4 ストーマの管理

基本事項
- ここでは回腸導管や尿管皮膚瘻など，失禁型尿路ストーマについて述べる．

管理のポイント

術前管理

- 術前オリエンテーションを行い，ストーマ装具の装着体験や装具の購入方法の説明をする．身体障害者手帳の申請など社会資源についても説明しておく．
- **ストーマサイトマーキング**：「クリーブランドクリニックの原則」や「大村らによる新基準」に従う（表5-8，図5-2）．
- 回腸導管の予定であっても，術式の変更に備え両側尿管皮膚瘻のマーキングも行っておく．
- **腸準備**：近年，回腸利用尿路変向術の場合は腸管の前処置が省略される傾向にあるが，術後の腎盂腎炎や手術部位感染(SSI)予防の観点から最低限の前処置はしておくのが望ましい．

表5-8 ストーマサイトマーキングの新基準

①腹直筋を貫通させる位置
②あらゆる体位（仰臥位・座位・立位・前屈位）をとって，しわ，瘢痕，骨突起，臍を避けることのできる位置
③座位で患者自身が見ることのできる位置
④ストーマ周囲平面を確保できる位置

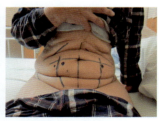

図5-2 ストーマサイトマーキングの実例
右下腹部で腹直筋外縁ラインの内側に回腸導管用のマーキングと，腹直筋外縁ラインの両外側に尿管皮膚瘻用のマーキングを行った．

術後管理

- 導管壊死やストーマ皮膚縫合部の離開，ストーマ浮腫，出血など早期合併症の有無について毎日観察する．
- **カテーテル管理のポイント**：
  - 左右のカテーテルの区別：カテーテル先端のカットの仕方を左右で変える．
  - カテーテルの長さと固定状況の観察．
  - カテーテルの先端が逆流防止弁を越えないように留意する．
  - 尿量と尿の性状の観察．
- 周術期の面板交換は2日ごとに行う（図5-3）．
- 患者に排泄物が漏れる体験をさせない（精神的ダメージを負わせない）．
- 吸収糸であってもストーマの抜糸を行うのが望ましい．
- 社会復帰装具の選定と購入．
- 「身体障害者診断書・意見書」の記載．

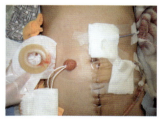

図5-3 術後2日目の面板交換の様子

要注意事項

- 手術中の状況により，やむなく術式やストーマサイトの変更がありうることを説明する．

（阪野里花）

5 術後疼痛の管理

基本事項
- 鎮痛方法は①神経ブロック(硬膜外鎮痛法,末梢神経ブロック)と②薬剤の全身投与の2つに大別できる(表5-9).
- 自己調節鎮痛法(patient controlled analgesia;PCA)は患者自身が薬物投与を調整し鎮痛を行う.静脈内投与の場合をIV-PCA,硬膜外投与の場合をPCEAと呼ぶ.
- 疼痛管理は作用機序の異なる鎮痛薬や鎮痛法を組み合わせて行う(multimodal analgesia).
- 術式により鎮痛方法を使い分ける.

管理のポイント

腹腔鏡手術の術後疼痛管理
- 神経ブロックの主流は末梢神経ブロックとなりつつある.硬膜外鎮痛法には神経障害や血圧低下といった問題がある.
- 必要に応じてNSAIDs,アセトアミノフェンの全身投与を行う.
- オピオイドの全身投与は嘔気や腸蠕動の低下などの副作用に注意する.

開腹手術の術後疼痛管理
- 創部の範囲が大きいため神経ブロックは硬膜外鎮痛法を行う.
- 硬膜外鎮痛法の効果が不十分な場合にはNSAIDs,アセトアミノフェン,オピオイドの全身投与を行う(間欠投与もしくはIV-PCA).

経尿道的手術の術後疼痛管理
- 膀胱テネスムスに対してはNSAIDs(特にジクロフェナクNa坐剤)の投与が有効である.
- 硬膜外鎮痛法が有効との報告もあるが必須ではない.

小児手術の術後疼痛管理
- NSAIDsの坐薬やアセトアミノフェンの坐薬・経口薬を投与する.

要注意事項
- 鎮痛方法はそれぞれが異なった部位に作用し異なった機序で痛みを鎮める.それぞれの長所を引き出し相乗効果が得られるように,副作用が最小となるように併用する.

表 5-9 鎮痛方法と使用薬剤

鎮痛方法	投与経路	使用例	副作用,注意点
神経ブロック	硬膜外	PCEA: ・1% アナペイン® 160 mg(16 mL) ・フェンタニル注射液(0.1 mg)8 A(16 mL) ・ドロレプタン® 注射液 5 mg(2 mL) ・生食 86 mL 2 mL/時	血圧低下,徐脈,下肢のしびれ
	局所麻酔	末梢神経ブロック: ・2% キシロカイン®	局所麻酔薬中毒
全身投与	経静脈	IV-PCA: ・フェンタニル注射液(0.1 mg)9 A(18 mL) ・ドロレプタン® 注射液 2.5 mg(1 mL) ・生食 31 mL 1 mL/時(+1 プッシュ)	悪心,嘔吐,呼吸抑制,鎮静,血圧低下
		・ロピオン® 静注(50 mg)1 A ・生食 100 mL 30 分かけて	腎機能障害,胃腸障害
		・アセリオ静注液(1,000 mg) 30 分かけて	NSAIDs より鎮痛作用が弱い
		・ソセゴン® 注射液(15 mg)1 A ・生食 100 mL 30 分かけて	悪心,嘔吐,呼吸抑制,幻覚
	筋注	・ソセゴン® 注射液(15 mg)1 A	
	経口	・ロキソプロフェン Na 錠(60 mg)1 錠 ・レバミピド錠(100 mg)1 錠	消化性潰瘍の既往がある場合は注意
		小児症例: ・カロナール® 細粒 20% アセトアミノフェンとして 10〜15 mg/kg	
	経直腸	・ジクロフェナク Na 坐剤(50 mg) (小児は 0.5〜1.0 mg/kg)	消化性潰瘍の既往がある場合は注意
		小児症例: ・アンヒバ® 坐剤 10〜15 mg/kg	

(伊藤靖彦)

6 創感染の対策

基本事項
- 手術部位感染(SSI)とは手術操作の加わった部位の感染であり、①切開部表層SSI、②切開部深層SSI、③臓器/体腔SSIに分類される。術後の呼吸器感染やドレーンからの逆行性感染などはSSIに含まれない。
- SSIは、患者側の要因(年齢、栄養状態、糖尿病、肥満、喫煙など)と医療側の要因(術前の除毛、手術時間、無菌操作、ドレナージ、抗菌薬の投与など)のいずれによっても起こりうる。
- さまざまなガイドラインが公開されており参考になるが、それらは作成時点でのエビデンスに影響されているため、複数のガイドラインの相違点を比較して理解を深めることも必要である。

管理のポイント

術前対策
- 喫煙：手術の30日前には禁煙する。
- 糖尿病：HbA1cを7%未満にコントロールする。
- 手術までの待機期間：術前の入院期間を必要最小限とする。
- 皮膚の清潔：手術前夜または当日朝にシャワー浴もしくは入浴する。
- 術野の体毛：剃毛や脱毛クリームは使用しない。除毛が必要であれば、サージカルクリッパーで刈る。
- 術野の消毒：クロルヘキシジングルコン酸塩およびポビドンヨードを使用する。健常皮膚には、アルコールベースのクロルヘキシジンのほうが推奨される。

術中対策
- 手術対象臓器は丁寧に扱い、壊死物質、縫合糸、炭化組織はできる限り除去する。
- 抗菌縫合糸は、有用である。
- ドレーンは、必要な場合のみ挿入し、できるだけ早期に抜去する。
- ドレーンは、手術切開創以外から挿入し、閉鎖式を用いる。
- 低体温を避け、36.5℃以上に保つ。
- 予防的抗菌薬は、皮膚切開時に血中濃度が殺菌濃度に達するよ

う，切開の1～2時間前に投与を開始する．術中は半減期の2倍の間隔で再投与する．

術後対策
- 血糖値は，200 mg/dL 未満になるように管理する．特に，術後1日目と2日目が重要である．
- 創を観察し，感染の徴候に注意する．
- 滅菌した被覆材で術後48時間は保護する．
- 創感染の徴候があれば，速やかに開放創としてドレナージを図る．ここで粘ると感染が筋膜などの深層へ波及し，最終的に腹壁瘢痕ヘルニアの原因となることがある．
- 起因菌を同定するために，培養を提出する．

感染後対策
- 感染創の処置のポイント：
  ① 起因菌を減少させる（創部洗浄とドレナージ）．
  ② 異物・壊死組織の除去（デブリードマン）．
  ③ 壊死組織拡大の予防（乾燥環境の回避）．
  ④ ほかの創を汚染しない（感染創の処置は最後に）．
  ⑤ 院内感染を起こさない（スタンダードプリコーション，院内感染対策マニュアルなどの遵守）．
- 創周囲のスキンケアや全身状態，栄養状態にも留意する．

[関連ガイドライン]

1) Berrios-Torres SI, et al：Centers for Disease Control and Prevention Guideline for the Prevention of Surgical Site Infection, 2017. JAMA Surg 152：784-791, 2017
2) World Health Organization：Global guidelines for the prevention of surgical site infection．2016
3) 国公立大学附属病院感染対策協議会（編）：病院感染対策ガイドライン2018年版（2020年3月増補版）．じほう，2020
4) 日本化学療法学会/日本外科感染症学会 術後感染予防抗菌薬適正使用に関するガイドライン作成委員会（編）：術後感染予防抗菌薬適正使用のための実践ガイドライン（追補版）．2020
5) 日本手術医学会 手術医療の実践ガイドライン改訂委員会（編）：手術医療の実践ガイドライン（改訂第三版）．日手術医会誌 40(Suppl.)：S1-S196，2019

〔黒川覚史〕

肺塞栓症の管理

基本事項

- 本邦では，肺血栓塞栓症が発症した場合の死亡率は 14% で，特にショックを伴う重症例では 30% になる．
- 死亡例の 40% 以上は発症後 1 時間以内の突然死であることから，肺塞栓の管理として，発症予防が極めて大切である．もし遭遇した場合は，診断から処置までを迅速に行う必要がある．
- 静脈血栓塞栓症の危険因子を表 5-10 に示す．

表 5-10 静脈血栓塞栓症の危険因子

危険強度	危険因子
弱い	肥満，エストロゲン治療，下肢静脈瘤
中等度	高齢，長期臥床，中心静脈カテーテル留置，悪性疾患，がん化学療法，重症感染症
強い	下肢麻痺，静脈血栓塞栓症の既往

管理のポイント

予防法

- 静脈血栓塞栓症の予防として，下肢への静脈うっ滞防止のための理学的予防法と血液凝固活性の調節のための薬物的予防法がある（表 5-11）．

1 理学的予防法

① 早期離床および積極的な運動をする．早期離床が困難な場合は，下肢の挙上（一般的には 20°）やマッサージ，足関節運動を自動的および他動的に実施する．

② 弾性ストッキングにより静脈の断面積を減少させる（図 5-4）．リスクが続く限り 24 時間着用する．

③ 間欠的空気圧迫法（IPC）により，能動的に静脈還流を促進する．弾性ストッキングより効果が高い．しかし，すでに深部静脈血栓が存在する場合には，肺血栓塞栓を引き起こしてしまうリスクがある．

表5-11 泌尿器科手術における静脈血栓塞栓症の予防法

リスクレベル	泌尿器科手術	推奨される予防法
低リスク	60歳未満の非大手術 40歳未満の大手術	早期離床および積極的な運動
中リスク	60歳以上,あるいは危険因子のある非大手術 40歳以上,あるいは危険因子のある大手術	早期離床および積極的な運動 弾性ストッキングあるいはIPC
高リスク	40歳以上の癌の大手術	早期離床および積極的な運動 IPCあるいは抗凝固療法
最高リスク	静脈血栓塞栓症の既往 あるいは血栓性素因のある大手術	早期離床および積極的な運動 抗凝固療法とIPCの併用,あるいは抗凝固療法と弾性ストッキングの併用

IPC:間欠的空気圧迫法.

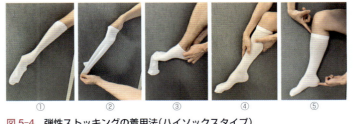

図5-4 弾性ストッキングの着用法(ハイソックスタイプ)
①手を差し込み,かかと部分をつまむ.
②手を引き抜き,かかと部分まで裏返す.
③足を差し込み,着用者とストッキングのかかと部分をあわせる.
④しわが寄らないように,ストッキングを引き上げる.
⑤上端位置は膝蓋骨の下2～5cmとし,かかと部分を再確認する.つま先にモニターホールがある場合は,足趾を出さないこと.出ている足趾が圧迫され皮膚障害を起こすことがあるため.

2 薬物的予防法

①ヘパリンを5,000単位,8～12時間ごとに定期的に皮下注射する.
②ヘパリンを活性化部分トロンボプラスチン時間(APTT)の正常値上限になるように投与する:

- 最初にヘパリンを3,500単位皮下注射
- 投与4時間後のAPTTが目標値となるようにヘパリンの量を調節しながら8時間ごとに皮下注射

③ワルファリンを内服し，プロトロンビン時間の国際標準化比（PT-INR）が1.5～2.5になるよう調節する．

診断・治療
- 急に発症する胸痛・呼吸困難は，生命に直結する疾患（虚血性心疾患，急性大動脈解離，肺血栓塞栓症）を考えながら対応する．
- 肺血栓塞栓症では，胸痛と呼吸困難に加えて，血圧低下，頻呼吸，チアノーゼがみられる．また，深部静脈血栓症があることも多いため，下肢静脈血栓症の有無も確認する．
- ショック，高度SpO_2低下，意識障害などがあれば，直ちに循環器内科など専門医にコンサルトする．
- 心電図変化（洞性頻脈，右心系負荷の所見としてV_1～V_3で陰性T波，右脚ブロック，ＳⅠＱⅢＴⅢパターンなどがみられることがある），血液検査（Dダイマーだけでなくトロポニンも高値となることが多い），造影CT（確実性が高い）により，診断する．
- 初期治療として，呼吸管理，循環管理，抗凝固療法を行う：

> **抗凝固療法**
> - まずヘパリン80単位/kgもしくは5,000単位を単回静注
> - 以後時間あたり18単位/kgもしくは1,300単位を持続静注

- 薬物療法だけでなくカテーテル治療や外科的治療の適応になることもある．肺塞栓の二次予防に下大静脈フィルターを入れることもある．

（黒川覚史）

第6章

腹腔鏡手術と
ロボット支援手術

1 腹腔鏡手術（後腹膜アプローチを含む）

基本事項

- 腹部あるいは腰背部に，1 cm 程度の孔（ポート）を数か所開け，内視鏡カメラや手術器具を挿入して行う手術（図 6-1）．
- 整容性と低侵襲性を追求した単孔式腹腔鏡手術も行われているが，高度な技術が必要で，手術時間もやや長いため標準術式とはなっていない．

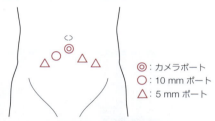

図 6-1 腹腔鏡下前立腺全摘除術のトロッカー挿入部位

◎：カメラポート
○：10 mm ポート
△：5 mm ポート

適応疾患と術式

- **副腎腫瘍**：腹腔鏡下副腎摘除術．
- **腎細胞癌**：腹腔鏡下腎摘除術，腹腔鏡下腎部分切除術．
- **腎盂尿管癌**：腹腔鏡下腎尿管摘除術．
- **膀胱癌**：腹腔鏡下膀胱全摘除術．
- **前立腺癌**：腹腔鏡下前立腺全摘除術．
- **腎盂尿管移行部通過障害**：腹腔鏡下腎盂形成術．
- **膀胱尿管逆流症**：腹腔鏡下膀胱尿管逆流防止術（経膀胱アプローチ）．
- **停留精巣**（非触知精巣を含む）：腹腔鏡下精巣固定術．

長所と短所

- 腹腔鏡手術の長所と短所を表 6-1 に示す．
- 開放手術と腹腔鏡手術の創の比較を図 6-2 に示す．

表 6-1 腹腔鏡手術の長所と短所

長所	短所（合併症）
拡大視野	全体像の確認不足 ➡ 周囲臓器損傷
モニターによる術野の共有	高度な技術が必要 ➡ 出血，縫合不全
創痛の軽減	やや手術時間が長い
術後早期の回復	気腹の影響 ➡ 皮下気腫，心不全

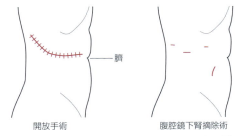

図 6-2 開放手術と腹腔鏡手術の創の比較（腎摘除術）

要注意事項

- 腹腔鏡下前立腺悪性腫瘍手術の施設基準を以下に示す：
  ① 泌尿器科を標榜している病院であること．
  ② 腹腔鏡下腎摘出術および腹腔鏡下副腎摘出術を，術者として，あわせて 20 例以上実施した経験を有する常勤の泌尿器科の医師が 2 名以上いること．
  ③ 当該手術に習熟した医師の指導のもとに，当該手術を術者として 10 例以上実施した経験を有する常勤の泌尿器科の医師が 1 名以上いること．
  ④ 当該保険医療機関において腹腔鏡下前立腺悪性腫瘍手術が 10 例以上実施されていること．

［関連ガイドライン］
1) 日本泌尿器内視鏡学会（編）：泌尿器腹腔鏡手術ガイドライン 2020 年版，2020（学会 HP より閲覧可能）

（戸澤啓一）

2 ロボット支援手術

基本事項
- "ダヴィンチ"システムは外科医の代わりではなく，多関節アームを備えた本体や制御装置からなる遠隔操作可能な腹腔鏡手術"支援システム"である．

適応疾患と術式
- **腎細胞癌**：ロボット支援腎部分切除術．
- **膀胱癌**：ロボット支援膀胱全摘除術．
- **前立腺癌**：ロボット支援前立腺全摘除術．

腹腔鏡手術との比較（表6-2）

表6-2 腹腔鏡手術とロボット支援手術の比較

腹腔鏡手術	ロボット支援手術
長いラーニングカーブ（高度な技術）	短いラーニングカーブ
鉗子の手振れ	コンピュータによる手振れ補正
スコピストが必要	術者自身がカメラ操作
2次元画像	繊細な3次元画像
開腹手術より低侵襲	腹腔鏡手術とほぼ同等の侵襲度
触覚あり	触覚なし
コンピュータのメンテナンス不要	コンピュータのメンテナンスが重要
ランニングコスト　低	ランニングコスト　高
術者の疲労度　大	術者の疲労度　小

要注意事項
- 助手の鉗子交換時に臓器損傷が多いため，助手も"ダヴィンチ"システムの扱いについて十分なトレーニングが必要．
- そのほか，日本泌尿器内視鏡・ロボティクス学会HPより「泌尿器科領域におけるロボット支援手術を行うに当たってのガイドライン」が閲覧できるので，参照のこと．

[関連ガイドライン]
1) 日本泌尿器科学会/日本泌尿器内視鏡・ロボティクス学会：泌尿器科領域におけるロボット支援手術を行うに当たってのガイドライン，2022年12月改訂（学会HPより閲覧可能）

（戸澤啓一）

第7章

緩和医療

1 予後の予測

基本事項

- 癌の診断時から抗がん治療を行っている段階においては，癌腫および診断時の病期による平均生存期間や5年生存率，各種治療の成績から予後を判定する．
- 治癒を目的とすることが難しい進行癌患者においては，上記の方法では予後の予測が難しい．"医師の主観に基づく予後の予測"は，しばしば正確ではなく，実際の予後より長く見積もる傾向があることが多くの研究で示されている．
- 予後の予測を行うための各種のスコアがあるが，最も広く検証されてきたものに PPI および PaP スコアがある．

表7-1 Palliative Performance Scale

%	起居	活動と症状	ADL	経口摂取	意識レベル
100	100%起居している	正常の活動・仕事が可能 症状なし	自立	正常	清明
90		正常の活動が可能 いくらかの症状がある			
80		何らかの症状はあるが，正常の活動が可能		正常もしくは減少	
70	ほとんど起居している	明らかな症状があり，通常の仕事や業務が困難			
60		明らかな症状があり，趣味や家事を行うことが困難	時に介助		清明 もしくは 混乱
50	ほとんど座位もしくは臥床	著明な症状があり，どんな仕事もすることが困難	しばしば介助		
40	ほとんど臥床	著明な症状があり，ほとんど行動が制限される	ほとんど介助		清明 もしくは 傾眠±混乱
30	常に臥床	著明な症状があり，いかなる活動も行うことができない	全介助		
20				数口以下	
10				マウスケアのみ	

レベルの決め方：項目は左側から重要度が高い項目となっており，順番にその患者に最も適切と考えられるレベルを決め，最終的にそれぞれを考慮して決定する．

1 Palliative Performance Scale（表7-1）

- Performance status（→278頁参照）をスコア化するために用いる．

2 PPI（Palliative Prognostic Index）（表7-2）

- PPIは，Palliative Performance Scaleを含む各種項目について評価し，得点を算出する．短期的な予後予測に向いている．

表7-2 PPI（Palliative Prognostic Index）

評価項目		スコア
全身状態 （Palliative Performance Scale →表7-1）	10～20	4
	30～50	2.5
	60＜	0
経口摂取	重度減少（数口以下）	2.5
	中等度減少	1
浮腫	あり	1
	なし	0
安静時呼吸困難	あり	3.5
	なし	0
せん妄	あり*	4
	なし	0
合計スコア		予後予測
4点＞		6週＜
4～6点		3～6週
＞6点		3週間＞

*：せん妄の原因が薬剤単独であったり，臓器障害に伴わないものは含まれない．

3 PaPスコア(Palliative Prognostic Score)(表7-3)

- 30日間の生存可能性を3グループに分類するもので,中期的な予後予測に向いている.

表7-3 PaPスコア(Palliative Prognostic Score)

評価項目		スコア
臨床的な予後予測(週)	1〜2	8.5
	3〜4	6.0
	5〜6	4.5
	7〜10	2.5
	11〜12	2.0
	>12	0
食思不振	あり	1.5
	なし	0
全身状態(KPS)	10〜20	2.5
	30<	0
呼吸困難	あり	1.0
	なし	0
白血球数(/mm^3)	11,000<	1.5
	8,501〜11,000	0.5
	8,500≧	0
リンパ球(%)	0〜11.9	2.5
	12〜19.9	1.0
	20≦	0
合計スコア	**30日間生存確率**	**生存期間の95%信頼区間**
4点>	>70%	67〜87日
4〜6点	30〜70%	28〜39日
>6点	<30%	11〜18日

(惠谷俊紀)

❷ がん性疼痛への対応

基本事項

- がん性疼痛に対して，現在でも原則として用いられる概念に，除痛ラダーがある（図7-1）．
- 伝統的な考え方では，第1段階→第2段階→第3段階と進むべきとされてきたが，近年では中等度〜強度の疼痛に対しては，あえて第2段階を経なくてもよいという考え方もある．
- 第2段階あるいは第3段階へステップアップする場合は，NSAIDsは可能であれば中止せずに併用することが望ましい．アセトアミノフェンについては，効果があるようなら継続してもよいが，オピオイドとの併用効果のエビデンスは不明とする意見もあり，内服錠数も多いため，状況によっては中止も選択肢に入れる．

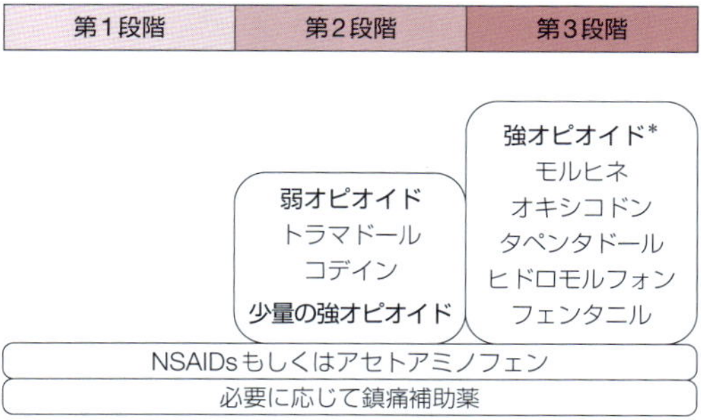

第1段階	第2段階	第3段階
		強オピオイド* モルヒネ オキシコドン タペンタドール ヒドロモルフォン フェンタニル
	弱オピオイド トラマドール コデイン 少量の強オピオイド	
NSAIDs もしくはアセトアミノフェン		
必要に応じて鎮痛補助薬		

*このほかにメサドンがあるが，本邦ではメサドンは強オピオイド薬からのスイッチングを原則としており，現実として第4段階としての扱いとなっている．

図7-1 除痛ラダー

第1段階の薬剤

1 非ステロイド性消炎鎮痛薬（NSAIDs）

- 侵害受容性疼痛，特に炎症に関連した疼痛や骨転移に伴う痛みへの鎮痛効果が高い．
- 消化性潰瘍の高リスク患者ではCOX-2阻害薬もしくはアセトア

ミノフェンを選択することが望ましい．
- COX-2阻害薬においても心血管系リスクなどの副作用もある．

> - ①～③などのいずれか：
> ①ナイキサン®錠(100 mg)　1回2～3錠　1日2～3回内服(6錠/日まで)
> 　※腫瘍熱に効果が高い．COX非選択的．
> ②セレコックス®錠(200 mg)　1回1錠　1日2回内服
> 　※COX-2阻害薬のなかでも高いCOX-2選択性を持つ．
> ③モービック®錠(10 mg)　1回1錠　1日1回内服
> 　※1日1回でよい利点がある．COX-2の選択性も比較的高い．鎮痛効果はほかのNSAIDsに比べるとマイルドである．

2 アセトアミノフェン

- 腎機能障害や胃腸障害の高リスクなどでNSAIDsが使いにくいときに特に有用．肝障害例では注意．
- オピオイドやNSAIDsへの併用効果については評価が定まっていない．

> - カロナール®　1回600～1,000 mg　1日4回　内服・坐剤・点滴静注のいずれか

オピオイドの使用法(表7-4)

- 痛みが重度ではないが非オピオイドでは十分な鎮痛が得られない場合，また強オピオイドの副作用に耐えられそうにない場合などは，コデインやトラマドールといった弱オピオイドで開始する．
- 痛みが重度な場合は少量の強オピオイドから開始してもよい．フェンタニル貼付剤は調節性に優れないので，強オピオイドの初回導入には向かない．また，本邦ではメサドンはほかの強オピオイドからスイッチングで使用することになっており，導入には使用しない．
- 速放剤での開始法としては，疼痛時に速放剤(オキノーム® 2.5 mg/回もしくはオプソ® 5 mg/回内服など)で対応を開始し，1日あたりのオピオイド必要量がわかってくればそれを徐放剤に置き換える．
- 徐放剤での開始法としては，徐放剤の低用量の定期内服などから開始し，徐々に増量する：

表7-4 オピオイド換算表

投与経路	薬剤	用量	商品名
経口, 直腸内, 経皮	経口モルヒネ(mg/日)	30	徐:MSコンチ®錠など, 速:オキノーム®散
	モルヒネ坐剤(mg/日)	20	アンペック®坐剤
	経口オキシコドン(mg/日)	20	徐:オキシコンチン®錠,速: オキノーム®散など
	経口ヒドロモルフォン(mg/日)	6	徐:ナルサス®錠,速:ナルラピド®錠
	経口タペンタドール(mg/日)	100	徐:タペンタ®錠
	フェンタニル貼付剤(μg/時)	12.5	徐:フェントス®テープなど, 速:アブストラル®舌下錠, イーフェン®バッカル錠など
	経口トラマドール(mg/日)	150	徐:ワントラム®錠,速:トラマール®OD錠
	経口コデイン(mg/日)	180	速:コデイン錠など
静脈内, 皮下	モルヒネ注(mg/日)	15	モルヒネ塩酸塩注射液など
	フェンタニル注(mg/日)	0.3	フェンタニル注射液など
	オキシコドン注(mg/日)	15	オキファスト®注
	ヒドロモルフォン注(mg/日)	1.2	ナルベイン®注
	トラマドール注(mg/日)	150	トラマール®注

徐:徐放剤,速:速放剤.

- オキシコンチン®錠(5 mg) 1回1錠 1日2回 12時間おきから開始

レスキューとして,徐放剤1日量の1/6の速放剤を準備する(定期内服が上記のオキシコンチン®錠の処方であれば,レスキューはオキノーム®散2.5 mg/回など).

- 副作用としては嘔気や便秘がよくみられる.嘔気は耐性を獲得するが,便秘には耐性が生じないため,緩下剤の併用を行うこと(弱オピオイドやタペンタドール,フェンタニルなどでは必須ではないとの意見もある).

第2段階の薬剤:弱オピオイド

1 コデイン

- モルヒネの1/10～1/6の鎮痛効果.
- 生体利用率に個人差が大きい.
- コデインリン酸塩120 mg/日でも効果不良なら,強オピオイドに

変更する．

- **定期内服**：コデインリン酸塩錠（20 mg）　1回1錠　1日3回　毎食後内服
- **レスキュー**：コデインリン酸塩錠（20 mg）　1回1錠　疼痛時に内服　1時間以上あけて

2 トラマドール

- μオピオイド受容体に対する弱い親和性と，セロトニン・ノルアドレナリン再取り込み阻害作用により鎮痛作用を発揮する．

- **定期内服**：ワントラム®錠（100 mg）　1回1錠　1日1回
- **レスキュー**：トラマール® OD錠（25 mg）　1回1錠　疼痛時に内服　2時間以上あけて
- ※1回あたり100 mgまで，1日量400 mgまで．これ以上の場合は強オピオイドへ．

第3段階の薬剤：強オピオイド

1 モルヒネ

- 豊富な剤型，豊富な使用経験のため第1選択の1つ．
- 呼吸困難のある患者ではより望ましい．ただし，腎機能障害時には，可能であれば他剤を選択する．

- **定期内服**：MSコンチン®錠（10 mg）　1回1錠　1日2回　12時間ごと
- **レスキュー**：オプソ®内服液（5 mg）　1回1包　疼痛時に内服　1時間以上あけて

- モルヒネ塩酸塩注射液　12 mg/日　持続皮下注もしくは持続静注
- **レスキュー**：1時間量を早送り　30分以上あけて

2 オキシコドン

- 鎮痛効果や有害事象はモルヒネとほぼ同様．
- 低用量の製剤があるため，開始薬として使用しやすい．

- **定期内服**：オキシコンチン®錠（5 mg）　1回1錠　1日2回　12時間ごと
- **レスキュー**：オキノーム®散（2.5 mg）　1回1包　疼痛時に内服　1時間以上あけて

- オキファスト®注 12 mg/日 持続皮下注もしくは持続静注
- レスキュー：1時間量を早送り 30分以上あけて

3 タペンタドール
- 鎮痛作用はオキシコドンに非劣性とされる．
- 便秘・嘔気の消化器系有害事象が少ない．
- 速放剤がなく，速放剤はモルヒネやオキシコドン，ヒドロモルフォンを用いる．
- 低用量の製剤があるため，開始薬として使用しやすい．
- 主要代謝経路はグルクロン酸抱合のため薬物相互作用が少ない．
- セロトニン・ノルアドレナリン再取り込み阻害作用もあわせもつ．

- **定期内服**：タペンタ®錠（25 mg） 1回1錠 1日2回 12時間ごと
- **レスキュー**：オキノーム®散（2.5 mg） 1回1包 疼痛時に内服 1時間以上あけて

4 ヒドロモルフォン
- 低用量の製剤があるため，開始薬として使用しやすい．
- 徐放剤が1日1回投与である．
- 主な代謝がグルクロン酸抱合のため，薬物相互作用が少ない．

- **定期内服**：ナルサス®錠（2 mg） 1回2錠 1日1回 24時間ごと
- **レスキュー**：ナルラピド®錠（1 mg） 1回1錠 疼痛時に内服 1時間以上あけて

5 フェンタニル
- 便秘をきたしにくい利点がある．
- 腎機能低下による影響を受けにくい．
- 調節性が劣るため，導入には用いないこと．

- **定期内服**：フェントス®テープ1 mg 1日1枚 24時間ごとに貼り替え
- **レスキュー**：オキノーム®散（2.5 mg or 5 mg） 1回1包 疼痛時に内服 1時間以上あけて

- 持続痛がコントロールされている場合のレスキューとして，イーフェン®およびアブストラル®が使用できる．オキノーム®やオプソ®

などの速放剤よりさらに効果発現が速い．

- イーフェン® バッカル錠　用量調節が必要．
  - ※1回の使用量は，50 μg または 100 μg から開始．
  - ※痛みに応じて，1回 50, 100, 200, 400, 600, 800 μg の順に使用量を調節し，至適用量(50〜800 μg)を決定する．
  - ※**用量調節期**：1回の使用量で痛みが和らがない場合，使用後 30 分以上経っていれば 1 回だけ同一用量までを追加使用可(1回 50〜600 μg のとき)．前回の使用(追加使用を除く)から 4 時間以上間隔をあけて使用．
  - ※**維持期**：用量調節期で決まった至適用量を使用．4 時間以上間隔をあけて．

- ほかにもブプレノルフィンやメサドンなどもあるが，成書に譲る(緩和ケアチームへの相談が望ましい)．

(恵谷俊紀)

③ 各種症状への対応

悪心・嘔吐への対応

1 消化管運動低下が原因の場合
- 消化管運動促進薬を選択する.

  - プリンペラン®錠(5 mg)　1日1錠　1日3回　毎食前

- 内服困難時などは以下を用いる.

  - プリンペラン®注射液(10 mg)　1日2〜3回　静注または筋注

2 中枢神経系(前庭系を含む)が原因の場合
- ヒスタミン受容体拮抗作用を持つ薬剤を選択する.

  - トラベルミン®配合錠　1回1錠　1日3回内服

3 精神心理的原因の場合

  - ワイパックス®錠(0.5 mg)　1回1錠　1日1〜3回　頓用で内服

4 難治性の悪心・嘔吐への対応
- 複数の受容体への拮抗作用を有する抗精神病薬への変更を検討する.

  - ジプレキサ®錠(2.5 mg)　1日1錠　眠前に内服　※糖尿病では禁忌

食欲不振への対応
- 原因への対応をまず行うことが大切である. 薬物療法としては以下の選択肢がある.

1 メトクロプラミド
- 胃内容の停滞などの病態に有効なことがある.

  - プリンペラン®錠(5 mg)　1日1錠　1日3回　毎食前

2 六君子湯
- 食欲増進ホルモンであるグレリンの分泌を高める作用がある.

  - 六君子湯　1回2.5 g　1日3回　毎食前または食間

3 ステロイド

- 効果は数日間で発現することが多く，効果がない場合は中止する．

> - デカドロン®またはリンデロン® 1回2〜8 mg 1日1回 朝 内服・静注・皮下注のいずれか

呼吸困難への対応

- まず可能であれば呼吸困難を引き起こしている原因に対しての治療を行う．

1 酸素療法

- 低酸素血症がある患者では，適応がある．

> - 酸素吸入 1〜4 L 経鼻カニューレ

2 モルヒネ

- 呼吸困難に対する第1選択である．COPD患者では注意して使用する．一般的にはがん性疼痛に使用する量より低用量で効果があることが多い．

> - オプソ®内服液 1回2.5 mg 呼吸困難時に内服 効果をみながら1回量を調節

- 定期投与の場合の例は下記．上記のレスキューでの対応が可能な場合は，レスキューの使用状況で定時投与必要量の推測を行ってから開始するとよい．

> - MSコンチン®錠(10 mg) 1回1錠 1日2回 12時間ごと内服

> - モルヒネ塩酸塩注射液 5〜10 mg/日 持続静注もしくは持続皮下注
>   レスキューは1時間分を早送り

3 ベンゾジアゼピン

- 単独投与については適応や効果について見解は一致していない．不安の要素が大きい症例では検討してもよい．モルヒネとの併用については上乗せ効果が報告されている．

> - ワイパックス®錠(0.5 mg) 1回1錠 1日1〜3回 頓用で内服

4 ステロイド

- がん性リンパ管症，癌による気道閉塞，上大静脈症候群などでは

検討しうる.

- デカドロン®錠(4mg)　1回1〜2錠　1日1回　朝　内服
- リンデロン®注　1回4〜8 mg　1日1回　午前に静注

- 効果がある場合は漸減し，効果を維持できる最小量で継続．数日みて効果がなければ中止．

せん妄，輸液療法，鎮静の適応，骨転移などへの対応

- 紙面の関係で成書に譲る．下記関連ガイドラインも参考にしていただきたい．

[関連ガイドライン]
1) 日本緩和医療学会(編)：がん患者の消化器症状の緩和に関するガイドライン 2017年版．金原出版，2017(学会HPより閲覧可能)
2) 日本緩和医療学会(編)：がん患者の泌尿器症状の緩和に関するガイドライン 2016年版．金原出版，2016(学会HPより閲覧可能)
3) 日本緩和医療学会(編)：がん患者の呼吸器症状の緩和に関するガイドライン 2016年版．金原出版，2016(学会HPより閲覧可能)
4) 日本緩和医療学会(編)：がんの補完代替療法クリニカル・エビデンス2016年版．金原出版，2016(学会HPより閲覧可能)
5) 日本緩和医療学会(編)：終末期がん患者の輸液療法に関するガイドライン 2013年版．金原出版，2013(学会HPより閲覧可能)
6) 日本緩和医療学会(編)：がん疼痛の薬物療法に関するガイドライン 2020年版．金原出版，2020(学会HPより閲覧可能)
7) 日本緩和医療学会(編)：がん患者の治療抵抗性の苦痛と鎮静に関する基本的な考え方の手引き2018年版．金原出版，2018(学会HPより閲覧可能)
8) 日本臨床腫瘍学会(編)：骨転移診療ガイドライン，改訂第2版．南江堂，2022

〔恵谷俊紀〕

付録

データファイル

1 RENAL スコア

- R. E. N. A. L. nephrometry score（RENAL スコア）は，術前の CT または MRI 画像における腎腫瘍の解剖学的特徴を定量化する目的で提唱されたスコアリングシステムであり，腎部分切除術の腫瘍側因子の難易度を評価する指標として使用されている．
- 腫瘍径（R：radius），腫瘍の外方/内方増殖性（E：exophytic/endophytic），collecting system または腎洞との距離（N：nearness to the collecting system or sinus），腫瘍の占拠部位（A：anterior/posterior，L：location relative to the polar line）をスコア化して，腎部分切除術の難易度，合併症のリスクを予測する．

表　R. E. N. A. L. nephrometry score

R. E. N. A. L. の合計点で複雑性を評価する（4～6 点：low complexity，7～9 点：moderate complexity，10～12 点：high complexity）．

評価項目	1 点	2 点	3 点
R：腫瘍最大径（cm）	≦4	>4, <7	≧7
E：外方/内方増殖性	≧50%	<50%	完全埋没
N：collecting system または腎洞との距離（mm）	≧7	>4, <7	≦4
A：腎前面/後面	ポイントなし*		
L：腫瘍の縦位置（polar line との相対位置）**	腫瘍全体が polar line より上または下	polar line と交差	>50% が polar line の内側（a），または renal midline と腫瘍が交差（b），または腫瘍が完全に polar line の内側（c）

実線：polar line
破線：renal midline

*：前面は「a」，後面は「p」，どちらにも区別されないときは「x」を付記．
**：腫瘍が主幹動脈/静脈に接するときには末尾に「h」を付記．

（Kutikov A, et al：The R. E. N. A. L. nephrometry score：a comprehensive standardized system for quantitating renal tumor size, location and depth. J Urol 182：844-853, 2009 より改変して引用）

2　PI-RADS

- PI-RADS™ (Prostate Imaging-Reporting and Data System) version 2 は，T2 強調画像に拡散強調画像，ダイナミック造影を加えた multiparametric MRI により，臨床的に意義のある前立腺癌が存在する可能性を評価するための指標である．
- 辺縁領域では拡散強調画像での評価が，移行領域では T2 強調画像での評価が優先されるが，ここでは T2 強調画像による辺縁領域と移行領域の評価のみ掲載する．詳細は https://www.acr.org/-/media/ACR/Files/RADS/Pi-RADS/PIRADS-V2.pdf を参照のこと．

表1　PI-RADS version2 の評価カテゴリー

スコア	評価
PIRADS 1	臨床的に意義のある癌の可能性は極めて低い
PIRADS 2	臨床的に意義のある癌の可能性は低い
PIRADS 3	臨床的に意義のある癌の可能性はどちらともいえない
PIRADS 4	臨床的に意義のある癌の可能性は高い
PIRADS 5	臨床的に意義のある癌の可能性は極めて高い

＊臨床的に意義のある癌：Gleason スコア≧7，and/or 0.5 mL 以上，and/or 前立腺外への進展．

表2　T2 強調画像のスコア（辺縁領域）

スコア	画像所見
1	均一な高信号（正常）
2	線状あるいは楔状の低信号，またはびまん性の中等度の低信号（通常は境界不明瞭）
3	不均一な信号域，または輪郭のない円形の中等度低信号域，または 2・4・5 以外
4	前立腺内に限局する最大径 1.5 cm 未満の輪郭のある均一な中等度低信号域/腫瘤
5	4 と同じで最大径 1.5 cm 以上のもの，または明らかな前立腺外進展・浸潤傾向を呈するもの

表3　T2 強調画像のスコア（移行領域）

スコア	画像所見
1	均一な中等度信号（正常）
2	輪郭のある低信号域，または被膜のある不均一な結節（前立腺肥大）
3	境界不明瞭な不均一な信号域，または 2・4・5 以外
4	レンズ状あるいは輪郭不明瞭で，均一な中等度低信号域で最大径 1.5 cm 未満のもの
5	4 と同じで最大径 1.5 cm 以上のもの，または明らかな前立腺外進展・浸潤傾向を呈するもの

3 国際前立腺症状スコア(IPSS)

表 国際前立腺症状スコア(International Prostate Symptom Score；IPSS)とQOLスコア質問票

どれくらいの割合で次のような症状がありましたか	全くない	5回に1回の割合より少ない	2回に1回の割合より少ない	2回に1回の割合くらい	2回に1回の割合より多い	ほとんどいつも
この1か月の間に,尿をしたあとにまだ尿が残っている感じがありましたか	0	1	2	3	4	5
この1か月の間に,尿をしてから2時間以内にもう一度しなくてはならないことがありましたか	0	1	2	3	4	5
この1か月の間に,尿をしている間に尿が何度もとぎれることがありましたか	0	1	2	3	4	5
この1か月の間に,尿を我慢するのが難しいことがありましたか	0	1	2	3	4	5
この1か月の間に,尿の勢いが弱いことがありましたか	0	1	2	3	4	5
この1か月の間に,尿をし始めるためにお腹に力を入れることがありましたか	0	1	2	3	4	5

	0回	1回	2回	3回	4回	5回以上
この1か月の間に,夜寝てから朝起きるまでに,ふつう何回尿をするために起きましたか	0	1	2	3	4	5

IPSS_____点

	とても満足	満足	ほぼ満足	なんともいえない	やや不満	いやだ	とてもいやだ
現在の尿の状態がこのまま変わらずに続くとしたら,どう思いますか	0	1	2	3	4	5	6

QOLスコア_____点

IPSS重症度：軽症(0～7点),中等症(8～19点),重症(20～35点)
QOL重症度：軽症(0,1点),中等症(2,3,4点),重症(5,6点)

〔日本泌尿器科学会(編)：男性下部尿路症状・前立腺肥大症診療ガイドライン,リッチヒルメディカル,p84,2017より改変〕

4 過活動膀胱症状質問票（OABSS）

表 過活動膀胱症状質問票（Overactive Bladder Symptom Score；OABSS）

以下の症状がどれくらいの頻度でありましたか．この1週間のあなたの状態に最も近いものを，ひとつだけ選んで，点数の数字を○で囲んでください．

質問	症状	点数	頻度
1	朝起きたときから寝るときまでに，何回くらい尿をしましたか	0	7回以下
		1	8～14回
		2	15回以上
2	夜寝てから朝起きるまでに，何回くらい尿をするために起きましたか	0	0回
		1	1回
		2	2回
		3	3回以上
3	急に尿がしたくなり，我慢が難しいことがありましたか	0	なし
		1	週に1回より少ない
		2	週に1回以上
		3	1日1回くらい
		4	1日2～4回
		5	1日5回以上
4	急に尿がしたくなり，我慢できずに尿を漏らすことがありましたか	0	なし
		1	週に1回より少ない
		2	週に1回以上
		3	1日1回くらい
		4	1日2～4回
		5	1日5回以上
	合計点数		点

過活動膀胱の診断基準　尿意切迫感スコア（質問3）が2点以上かつOABSS合計スコアが3点以上
過活動膀胱の重症度判定　OABSS合計スコア
　　　　　　　　　　　　軽　症：5点以下
　　　　　　　　　　　　中等症：6～11点
　　　　　　　　　　　　重　症：12点以上

〔日本排尿機能学会 過活動膀胱診療ガイドライン作成委員会（編）：過活動膀胱診療ガイドライン，第2版．リッチヒルメディカル，p105，2015より引用〕

5 主要下部尿路症状スコア（CLSS）

表 主要下部尿路症状スコア（Core Lower Urinary Tract Symptom Score；CLSS）質問票

主要下部尿路症状質問票

●この1週間の状態にあてはまる回答を1つだけ選んで，数字に○をつけてください．

何回くらい，尿をしましたか					
1	朝起きてから寝るまで	0	1	2	3
		7回以下	8〜9回	10〜14回	15回以上
2	夜寝ている間	0	1	2	3
		0回	1回	2〜3回	4回以上

以下の症状が，どれくらいの頻度でありましたか					
		なし	たまに	時々	いつも
3	我慢できないくらい，尿がしたくなる	0	1	2	3
4	我慢できずに，尿が漏れる	0	1	2	3
5	セキ・クシャミ・運動の時に，尿が漏れる	0	1	2	3
6	尿の勢いが弱い	0	1	2	3
7	尿をするときに，お腹に力を入れる	0	1	2	3
8	尿をした後に，まだ残っている感じがする	0	1	2	3
9	膀胱（下腹部）に痛みがある	0	1	2	3
10	尿道に痛みがある	0	1	2	3

●1から10の症状のうち，困る症状を3つ以内で選んで番号に○をつけてください．

1	2	3	4	5	6	7	8	9	10	0 該当なし

●上で選んだ症状のうち，もっとも困る症状の番号に○をつけてください（1つだけ）．

1	2	3	4	5	6	7	8	9	10	0 該当なし

●現在の排尿の状態がこのまま変わらずに続くとしたら，どう思いますか？

0	1	2	3	4	5	6
とても満足	満足	やや満足	どちらでもない	気が重い	いやだ	とてもいやだ

注：この主要下部尿路症状質問票は，主要下部尿路症状スコア（CLSS）質問票（10症状に関する質問）に，困る症状と全般的な満足度の質問を加えたものである．
〔日本泌尿器科学会（編）：男性下部尿路症状・前立腺肥大症診療ガイドライン，リッチヒルメディカル，p86，2017より改変〕

6　前立腺肥大症影響スコア（BII）

表　前立腺肥大症影響スコア（BPH Impact Index；BII）質問票

	ない	少し	多少	とても
この1か月の間に，尿の問題のために，どれくらい体に不快感がありましたか	0	1	2	3
この1か月の間に，尿の問題のために，どれくらい健康について心配しましたか	0	1	2	3
この1か月の間に，尿の問題のために，どれくらいわずらわしいと思いましたか	0	1	2	3

	ない	たまに	時々	しばしば	いつも
この1か月の間に，尿の問題のために，したいと思ったことができないことがありましたか	0	1	2	3	4

〔日本泌尿器科学会（編）：男性下部尿路症状・前立腺肥大症診療ガイドライン．リッチヒルメディカル，p87，2017より改変〕

7 国際失禁会議質問票短縮版（ICIQ-SF）

- 2001年第2回 International Consultation on Incontinence にて作成，推奨された尿失禁の症状・QOL質問票．尿失禁における自覚症状・QOL評価質問票として，質問1〜3までの点数を合計して，0〜21点で評価する．点数が高いほど重症となる．

表 国際失禁会議質問票短縮版（International Consultation on Incontinence Questionnaire-Short Form；ICIQ-SF）

1. どれくらいの頻度で尿が漏れますか？（ひとつの□をチェック）
□ なし [0]
□ おおよそ1週間に1回あるいはそれ以下 [1]
□ 1週間に2〜3回 [2]
□ おおよそ1日に1回 [3]
□ 1日に数回 [4]
□ 常に [5]

2. あなたはどれくらいの量の尿漏れがあると思いますか？（あてものを使う使わないにかかわらず，通常はどれくらいの尿漏れがありますか？）
□ なし [0]
□ 少量 [2]
□ 中等量 [4]
□ 多量 [6]

3. 全体として，あなたの毎日の生活は尿漏れのためにどれくらい損なわれていますか？

```
 0   1   2   3   4   5   6   7   8   9   10
まったくない                                 非常に
```

4. どんなときに尿が漏れますか？（あなたにあてはまるものすべてをチェックして下さい）
□ なし：尿漏れはない
□ トイレにたどりつく前に漏れる
□ 咳やくしゃみをしたときに漏れる
□ 眠っている間に漏れる
□ 体を動かしているときや運動しているときに漏れる
□ 排尿を終えて服を着たときに漏れる
□ 理由がわからずに漏れる
□ 常に漏れている

〔後藤百万，他：尿失禁の症状・QOL質問票：スコア化ICIQ-SF（International Consultation on Incontinence Questionnaire：Short Form）．日神因性膀胱会誌 12：227-231，2001 より引用〕

8 間質性膀胱炎症状スコア・問題スコア(ICSI・ICPI)

表 間質性膀胱炎症状スコア・問題スコア(Interstitial Cystitis Symptom/Problem Index; ICSI・ICPI)

間質性膀胱炎の症状と問題に関する質問
下の質問は,あなたが間質性膀胱炎かどうか参考にするためのものです。
最もあてはまる回答の数字に○を付け,その数字の合計を一番下に書いてください。

間質性膀胱炎 症状スコア	間質性膀胱炎 問題スコア
この1か月の間についてお答えください	この1か月の間では,以下のことでどれくらい困っていますか
質問1. 急に我慢できなくなって尿をすることが,どれくらいの割合でありましたか 0 全くない 1 5回に1回の割合より少ない 2 2回に1回の割合より少ない 3 2回に1回の割合くらい 4 2回に1回の割合より多い 5 ほとんどいつも	質問1. 起きている間に何度も尿をすること 0 困っていない 1 ほんの少し困っている 2 少し困っている 3 困っている 4 ひどく困っている
質問2. 尿をしてから2時間以内に,もう一度しなくてはならないことがありましたか 0 全くない 1 5回に1回の割合より少ない 2 2回に1回の割合より少ない 3 2回に1回の割合くらい 4 2回に1回の割合より多い 5 ほとんどいつも	質問2. 尿をするために夜起きること 0 困っていない 1 ほんの少し困っている 2 少し困っている 3 困っている 4 ひどく困っている
質問3. 夜寝てから朝起きるまでに,ふつう何回,尿をするために起きましたか 0 0回 1 1回 2 2回 3 3回 4 4回 5 5回かそれ以上	質問3. 急に尿を我慢できなくなること 0 困っていない 1 ほんの少し困っている 2 少し困っている 3 困っている 4 ひどく困っている
質問4. 膀胱や尿道に痛みや焼けるような感じがありましたか 0 全くない 2 たまたま 3 しばしば 4 だいたいいつも 5 ほとんど常に	質問4. 膀胱や尿道の焼けるような感じ,痛み,不快な感じ,押される感じ 0 困っていない 1 ほんの少し困っている 2 少し困っている 3 困っている 4 ひどく困っている
○を付けた数字の合計点:	○を付けた数字の合計点:

〔日本間質性膀胱炎研究会 ガイドライン作成委員会(編):間質性膀胱炎診療ガイドライン,ブラックウェルパブリッシング,p22, 2007 より引用〕

9 日本語版 DVSS（小児語版）

表 日本語版 DVSS（Dysfunctional Voiding Symptom Score）（小児語版）

	この1かげつのあいだに	ない，ほとんどない	半分より少ない（たまに）	半分ぐらい（ときどき）	ほとんど（まいにち）	わからない
1	ひるまにおもらしをしたことがある					
2	（ひるまに）おもらしをしたとき，パンツが「びちょびちょ」になる					
3	ウンチがでない日がある					
4	「うーん」とおなかにちからを入れて，ウンチをだす					
5	1日に1回か2回しか，トイレにいかないひがあった					
6	あしをとじたり，しゃがんだり，もじもじしてオシッコをがまんすることがある					
7	オシッコをしたくなると，もうがまんできない					
8	おなかにちからをいれないと，オシッコがでない					
9	オシッコをするとき，いたい					

〔今村正明，他：日本語版 DVSS（Dysfunctional Voiding Symptom Score）の公式認証―小児質問票における言語学的問題を中心に．日泌会誌 105：112-121，2014 より改変〕

10 国際勃起機能スコア（IIEF-5）

表　国際勃起機能スコア（International Index of Erectile Function 5；IIEF-5）

この6か月に，	4. 性交の際，性交を終了するまで勃起を維持するのはどれくらい困難でしたか
1. 勃起してそれを維持する自信はどの程度ありましたか 1　非常に低い 2　低い 3　中くらい 4　高い 5　非常に高い	1　極めて困難だった 2　とても困難だった 3　困難だった 4　やや困難だった 5　困難でなかった
2. 性的刺激によって勃起したとき，どれくらいの頻度で挿入可能な硬さになりましたか 1　ほとんど，または全くならなかった 2　たまになった（半分よりかなり低い頻度） 3　時々なった（ほぼ半分の頻度） 4　しばしばなった（半分よりかなり高い頻度） 5　ほぼいつも，またはいつもなった	**5. 性交を試みたとき，どれくらいの頻度で性交に満足できましたか** 1　ほとんど，または全く満足できなかった 2　たまに満足できた（半分よりかなり低い頻度） 3　時々満足できた（ほぼ半分の頻度） 4　しばしば満足できた（半分よりかなり高い頻度） 5　ほぼいつも，またはいつも満足できた
3. 性交のとき，挿入後にどれくらいの頻度で勃起を維持できましたか 1　ほとんど，または全く維持できなかった 2　たまに維持できた（半分よりかなり低い頻度） 3　時々維持できた（ほぼ半分の頻度） 4　しばしば維持できた（半分よりかなり高い頻度） 5　ほぼいつも，またはいつも維持できた	

注）IIEF-5とSHIM（Sexual Health Inventory for Men）の違いは，設問の2番から5番までに0点（性的刺激はなかった　性交を試みなかった）の選択肢が，あるか（SHIM）か，ないか（IIEF-5）である．したがって，SHIMでは最低点は1点（設問1に対して，勃起を維持する自信が非常に低い）となり，IIEF-5では5点となる．両者の使い分けは，日本人は性交の機会が少ないので，スクリーニングとしては，0点を含むSHIMを使い，治療に対する反応を観察する場合にはIIEF-5を用いればよいと思う．

なお，IIEF-5を使用した場合，シルデナフィルの臨床試験に参加したED患者のデータと非EDのボランティアのデータ（どちらも外国人）から，EDの簡便な重症度分類がなされている．
重症ED：　　　　　5～7点
中等症ED：　　　　8～11点
軽症〜中等症ED：12～16点
軽症ED：　　　　　17～21点
EDではない：　　　22～25点
これは，あくまで外国人のデータであり，過去6か月以内に性交を試みた男性を対象としている．性交の機会がなかった男性は，この分類があてはまらない．

〔日本性機能学会/日本泌尿器科学会（編）：ED診療ガイドライン，リッチヒルメディカル，p38，2018より改変〕

11 勃起の硬さスケール(日本語版 EHS)

表　日本語版 EHS(Erection Hardness Score)

	あなたは自分の勃起硬度をどのように評価しますか?
グレード1	陰茎は大きくなるが,硬くはない
グレード2	陰茎は硬いが,挿入に十分なほどではない
グレード3	陰茎は挿入には十分硬いが,完全には硬くはない
グレード4	陰茎は完全に硬く,硬直している

〔日本性機能学会/日本泌尿器科学会(編):ED 診療ガイドライン,リッチヒルメディカル,p41,2018 より改変〕

12 Aging males' symptoms (AMS) スコア

表 Heinemann らによる Aging males' symptoms (AMS) スコア

	症状	なし	軽い	中等度	重い	非常に重い
	点数	1	2	3	4	5
1	総合的に調子が思わしくない(健康状態,本人自身の感じ方)					
2	関節や筋肉の痛み(腰痛,関節痛,手足の痛み,背中の痛み)					
3	ひどい発汗(思いがけず突然汗が出る,緊張や運動とは関係なくほてる)					
4	睡眠の悩み(寝付きが悪い,ぐっすり眠れない,寝起きが早く疲れがとれない,浅い睡眠,眠れない)					
5	よく眠くなる,しばしば疲れを感じる					
6	いらいらする(あたり散らす,些細なことにすぐ腹を立てる,不機嫌になる)					
7	神経質になった(緊張しやすい,精神的に落ち着かない,じっとしていられない)					
8	不安感(パニック状態になる)					
9	体の疲労や行動力の減退(全般的な行動力の低下,活動の減少,余暇活動に興味がない,達成感がない,自分を急がせないと何もしない)					
10	筋力の低下					
11	憂うつな気分(落ち込み,悲しみ,涙もろい,意欲がわかない,気分のむら,無用感)					
12	「絶頂期は過ぎた」と感じる					
13	力尽きた,どん底にいると感じる					
14	ひげの伸びが遅くなった					
15	性的能力の衰え					
16	早朝勃起(朝立ち)の回数の減少					
17	性欲の低下(セックスが楽しくない,性交の欲求が起きない)					

訴えの程度 17~26点:なし,27~36点:軽度,37~49点:中等度,50点以上:重度.
〔日本泌尿器科学会/日本 Men's Health 医学会「LOH 症候群診療ガイドライン」検討ワーキング委員会(編):加齢男性性腺機能低下症候群(LOH 症候群)診療の手引き.じほう,p11,2007 より改変〕

13 熊本式健康調査質問票

表　熊本「健康調査質問紙」

	症状	ほとんどない	ややある	かなりある	特につらい
心理的因子	1．体調がすぐれず，気難しくなりがち	1	2	3	4
	2．不眠になやんでいる	1	2	3	4
	3．不安感・さびしさを感じる	1	2	3	4
	4．くよくよしやすく，気分が沈みがち	1	2	3	4
身体的因子	5．ほてり，のぼせ，多汗がある	1	2	3	4
	6．動悸，息切れ，息苦しいことがある	1	2	3	4
	7．めまい，吐き気がある	1	2	3	4
	8．疲れやすい	1	2	3	4
	9．頭痛，頭が重い，肩こりがある	1	2	3	4
	10．腰痛，手足の関節の痛み	1	2	3	4
	11．手足がこわばる	1	2	3	4
	12．手足がしびれたり，ピリピリする	1	2	3	4
性的因子	13．性欲が減退したと感じる	1	2	3	4
	14．勃起力が減退したと感じる	1	2	3	4
	15．セックスの頻度	2週間に1〜2回以上	月に1〜2回	月1回未満	全くない

参考質問

排尿関連	尿が出にくい，出終わるまでに時間がかかる	1	2	3	4
	たびたび夜中にトイレに起きる	1	2	3	4
	尿意を我慢できなくなり，漏らしたりする	1	2	3	4

〔日本泌尿器科学会/日本 Men's Health 医学会「LOH 症候群診療ガイドライン」検討ワーキング委員会（編）：加齢男性性腺機能低下症候群（LOH 症候群）診療の手引き．じほう，p12，2007 より転載〕

14 POP-Q(pelvic organ prolapse quantification)

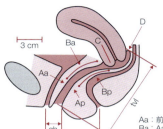

Anterior wall Aa	Anterior wall Ba	Cervix or cuff C
Genital hiatus gh	Perineal body pb	Total vaginal length tvl
Posterior wall Ap	Posterior wall Bp	Posterior fornix D

Aa：前腟壁の正中で外尿道口から3cmの部分
Ba：AaからCの間で最も突出した部分
C ：子宮口
D ：後腟円蓋(子宮摘除後の場合，記載しない)
Ap：処女膜痕から3cmの後腟壁正中部分
Bp：ApからCの間で最も突出した部分
gh：外尿道口の中心から後腟壁の処女膜痕の中央までの距離
pb：ghの下端から肛門中央部までの距離
tvl：正常の位置における腟の奥行き

図1 POP-Qシステム(POP-Q staging system)による計測
〔日本排尿機能学会 女性下部尿路症状診療ガイドライン作成委員会(編)：女性下部尿路症状診療ガイドライン．リッチヒルメディカル，p68，2013より転載〕

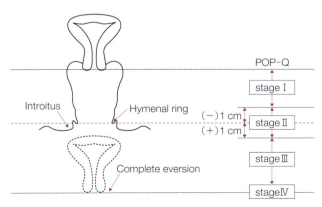

図2 最下垂部位によるPOP-Q stage分類
〔日本排尿機能学会 女性下部尿路症状診療ガイドライン作成委員会(編)：女性下部尿路症状診療ガイドライン．リッチヒルメディカル，p69，2013より転載〕

15 Performance Status(PS)

表1 小山・斉藤班の5段階分類

grade	performance status
0	無症状で社会活動ができ，制限を受けることなく，発病前と同等にふるまえる
1	軽度の症状があり，肉体労働は制限を受けるが，歩行，軽労働や座業はできる．例えば軽い家事，事務など
2	歩行や身の回りのことはできるが，時に少し介助がいることもある．軽労働はできないが，日中の50%以上は起居している
3	身の回りのある程度のことはできるが，しばしば介助がいり，日中の50%以上は就床している
4	身の回りのこともできず，常に介助がいり，終日就床を必要としている

(小山善之，斉藤達雄：日本癌治療学会固形がん化学療法効果判定基準．日本癌治療学会誌 21：929-942, 1986)

表2 ECOGのPerformance Status(PS)の日本語訳

スコア	定義
0	全く問題なく活動できる．発病前と同じ日常生活が制限なく行える
1	肉体的に激しい活動は制限されるが，歩行可能で，軽作業や座っての作業は行うことができる 例：軽い家事，事務作業
2	歩行可能で自分の身の回りのことはすべて可能だが作業はできない．日中の50%以上はベッド外で過ごす
3	限られた自分の身の回りのことしかできない．日中の50%以上をベッドか椅子で過ごす
4	全く動けない．自分の身の回りのことは全くできない．完全にベッドか椅子で過ごす

(Oken MM, Creech RH, Tormey DC, et al: Toxicity and response criteria of the Eastern Cooperative Oncology Group. Am J Clin Oncol 5：649-655, 1982)

16 Clavien-Dindo 分類

- Clavien-Dindo 分類は，有害事象の評価規準である Common Terminology Criteria for Adverse Events(CTCAE)では分類しにくい外科合併症に対して用いられる，術後合併症規準である．
- ここでは，日本臨床腫瘍研究グループ(Japan Clinical Oncology Group；JCOG)が Clavien-Dindo 分類の原著をもとに，AE term の共通化，grading の詳細の共通化を行った「JCOG 術後合併症規準(Clavien-Dindo 分類)v2.0」から，Grading の原則を抜粋して掲載する．詳細については JCOG のサイトを参照のこと(http://www.jcog.jp/doctor/tool/Clavien_Dindo.html)．

表　JCOG 術後合併症規準(Clavien-Dindo 分類)v2.0

Grade	Grading の原則
I	正常な術後経過からの逸脱で，薬物療法，または外科的治療，内視鏡的治療，IVR による治療を要さないもの．ただし，制吐薬，解熱薬，利尿薬による治療，電解質補充，理学療法は必要とする治療には含めない(これらが必要と判断されたり行われたりしていても Grade I とする)．また，ベッドサイドでの創感染の開放は Grade I とする
II	制吐薬，解熱薬，鎮痛薬，利尿薬以外の薬物療法を要する．輸血および中心静脈栄養を要する場合を含む
IIIa	外科的治療，内視鏡的治療，IVR による治療を要する(全身麻酔を要さない治療)
IIIb	外科的治療，内視鏡的治療，IVR による治療を要する(全身麻酔下での治療)
IVa	準集中治療室/ICU 管理を要する，生命を脅かす合併症(中枢神経系の合併症を含む)，かつ，単一の臓器不全(透析を含む)
IVb	準集中治療室/ICU 管理を要する，生命を脅かす合併症(中枢神経系の合併症を含む)，かつ，多臓器臓器不全
V	患者の死亡

後遺症"d"の補足説明：退院時にも合併症が持続していた場合，接尾辞"d"("disability")を該当する合併症の Grade に付加する(II-d，IIIa-d など)．

〔日本臨床腫瘍研究グループ：JCOG 術後合併症規準(Clavien-Dindo 分類)v2.0，2013 より一部抜粋して引用〕

17 RECIST ガイドライン改訂版 version 1.1 （固形がんの治療効果判定のための新ガイドライン）

- 成人および小児のがんにおいて使用するガイドラインで，固形がんの測定の標準的な方法と，腫瘍のサイズ変化の客観的評価の定義について記述してある[1,2]．
- 少なくとも1方向で正確な測定が可能であり，CTで10 mm以上のものを測定可能病変とする（リンパ節に関してはCTで短径が15 mm以上のもの）．
- 測定可能病変より，最大で5病変，各臓器最大2病変までを標的病変として選択する．
- そのすべての病変の径（非リンパ節は長径，リンパ節は短径）の和を算出し，使用する．
- 標的病変以外の，すべての病変は非標的病変とする．

1 標的病変の評価
- 完全奏効（CR）：すべての標的病変の消失（リンパ節病変を標的病変とした場合は，そのすべてが短径で10 mm未満に縮小）．
- 部分奏効（PR）：ベースライン径和に比して，標的病変の径和が30％以上減少．
- 進行（PD）：経過中の最小の径和に比して，標的病変の径和が20％以上増加，かつ，径和が絶対値でも5 mm以上増加．
- 安定（SD）：経過中の最小の径和に対して，PRに対する縮小がなくPDに相当する増大がない．

2 非標的病変の評価
- 完全奏効（CR）：すべての非標的病変の消失かつ腫瘍マーカー値が基準値上限以下．
- 非CR/非PD（Non-CR/Non-PD）：1つ以上の非標的病変の残存かつ/または腫瘍マーカー値が基準値上限を超える．
- 進行（PD）：既存の非標的病変の明らかな増悪．

3 新病変について
- あり or なし．

表1 効果判定：標的病変を有する場合

標的病変	非標的病変	新病変	総合効果
CR	CR	なし	CR
CR	Non-CR/non-PD	なし	PR
CR	評価なし	なし	PR
PR	Non-PD or 評価の欠損あり	なし	PR
SD	Non-PD or 評価の欠損あり	なし	SD
評価の欠損あり	Non-PD	なし	NE
PD	問わない	あり or なし	PD
問わない	PD	あり or なし	PD
問わない	問わない	あり	PD

表2 効果判定：非標的病変のみを有する場合

非標的病変	新病変	総合効果
CR	なし	CR
Non-CR/non-PD	なし	Non-CR/non-PD
評価なしがある	なし	NE
明らかな増悪	あり or なし	PD
問わない	あり	PD

〔日本臨床腫瘍研究グループ：固形がんの治療効果判定のための新ガイドライン(RECIST ガイドライン)改訂版 version1.1 日本語訳 JCOG 版, ver.1.0 より一部改変〕

[文献]

1) Eisenhauer EA, Therasse P, Bogaerts J, et al：New response evaluation criteria in solid tumours：revised RECIST guideline(version 1.1). Eur J Cancer 45：228-247, 2009
2) 日本臨床腫瘍研究グループ：固形がんの治療効果判定のための新ガイドライン(RECIST ガイドライン)改訂版 version 1.1 日本語訳 JCOG 版, ver.1.0. 2010
(参照 URL：http://www.jcog.jp/doctor/tool/recistv11.html)

18 主な検査・処置・手術の保険点数
（2022 年 4 月改訂版）

検査
1 残尿測定検査（月 2 回に限る）
- 超音波検査によるもの…55 点
- 導尿によるもの…45 点

2 尿水力学的検査
- 膀胱内圧測定…260 点
- 尿道圧測定図…260 点
- 尿流測定…205 点
- 括約筋筋電図…310 点

3 内視鏡検査
- 膀胱尿道ファイバースコピー…950 点
- 膀胱尿道鏡検査…890 点
- 尿管カテーテル法（ファイバースコープによるもの）（両側）…1,200 点
- 腎盂尿管ファイバースコピー（片側）…1,800 点

4 その他
- 前立腺針生検法：
  - ➤ MRI 撮影及び超音波検査融合画像によるもの…8,210 点
  - ➤ その他のもの…1,540 点

処置
1 穿刺
- 膀胱穿刺…80 点
- 陰嚢水腫穿刺…80 点

2 洗浄
- 膀胱洗浄（1 日につき）…60 点
- 後部尿道洗浄（ウルツマン）（1 日につき）…60 点
- 腎盂洗浄（片側）…60 点

3 尿路管理
- 留置カテーテル設置…40 点
- 導尿（尿道拡張を要するもの）…40 点
- 間欠的導尿（1 日につき）…150 点

- 尿道拡張法…216 点
- 尿路ストーマカテーテル交換法…100 点

4 その他
- 嵌頓包茎整復法(陰茎絞扼等)…290 点
- 前立腺液圧出法…50 点
- 在宅自己導尿指導管理料…1,400 点

手術

(注：＊は超音波凝固切開装置等加算が，＃は自動吻合器加算が算定可能なことを示す)

1 副腎
- 副腎悪性腫瘍手術：
  - ▶腹腔鏡下＊…51,120 点
  - ▶開腹＊…47,020 点
- 副腎摘出術(副腎部分切除術を含む)：
  - ▶腹腔鏡下＊…40,100 点
  - ▶腹腔鏡下小切開＊…34,390 点
  - ▶開腹…28,210 点

2 腎，腎盂
- 腎(尿管)悪性腫瘍手術：
  - ▶腹腔鏡下＊…64,720 点
  - ▶腹腔鏡下小切開＊…49,870 点
  - ▶腹腔鏡下(内視鏡手術用支援機器を用いるもの)：
    - 腎；原発病巣が 7 cm 以下のもの＊…70,730 点
    - 腎；その他のもの＊…64,720 点
    - 尿管＊…64,720 点
  - ▶開腹＊…42,770 点
- 腎部分切除術：
  - ▶腹腔鏡下＊…49,200 点
  - ▶腹腔鏡下小切開＊…42,900 点
  - ▶開腹…35,880 点
- 結石：
  - ▶経皮的尿路結石除去術…32,800 点
  - ▶体外衝撃波腎・尿管結石破砕術…19,300 点
- 腎破裂手術…38,270 点
- 経皮的腎(腎盂)瘻造設術…13,860 点

- 腎盂形成手術：
  - 腹腔鏡下*…51,600 点
  - 開腹…33,120 点
- 腎移植術：
  - 同種死体*…98,770 点
  - 生体*…62,820 点

3 尿管

- 経尿道的尿路結石除去術：
  - レーザーによるもの…22,270 点
  - その他のもの…14,800 点
- 経尿道的ステント留置（抜去）術…3,400（1,300）点
- 経尿道的腎盂尿管腫瘍摘出術…21,420 点
- 腹腔鏡下小切開尿管腫瘍摘出術*…31,040 点
- 尿管膀胱吻合術…25,570 点
- 経尿道的尿管瘤切除術…15,500 点

4 膀胱

- 膀胱悪性腫瘍手術：
  - 全摘＋回腸導管：
    - 腹腔鏡下（内視鏡手術用支援機器を用いる場合を含む）*#…117,790 点
    - 腹腔鏡下小切開*#…115,790 点
    - 開腹*#…120,740 点
  - 全摘＋代用膀胱：
    - 腹腔鏡下（内視鏡手術用支援機器を用いる場合を含む）*#…120,590 点
    - 腹腔鏡下小切開*#…118,590 点
    - 開腹*#……110,600 点
  - 経尿道的手術：
    - 電解質溶液利用のもの*#…13,530 点
    - その他のもの*#…10,400 点
- 膀胱結石・異物摘出術：
  - 経尿道的手術…8,320 点
  - 膀胱高位切開術…3,150 点
- 膀胱水圧拡張術…6,410 点

- 膀胱脱手術：
  - メッシュを使用するもの…30,880 点
  - その他のもの…23,260 点
- 膀胱瘻造設術…3,530 点
- 膀胱尿管逆流手術：
  - 腹腔鏡下＊…39,280 点
  - 開腹…25,570 点

5 尿道

- 尿道悪性腫瘍摘出術：
  - 摘出…32,230 点
  - 内視鏡による場合…23,130 点
  - 尿路変更を行う場合＊#…54,060 点
- 尿道下裂形成術…33,790 点
- 女子尿道脱手術…7,560 点
- 尿失禁手術：
  - 腹腔鏡下＊…32,440 点
  - 恥骨固定式膀胱頸部吊上術を行うもの…23,510 点
  - その他のもの…20,680 点

6 陰茎

- 陰茎悪性腫瘍手術：
  - 陰茎切除…23,200 点
  - 陰茎全摘…36,500 点
- 包茎手術：
  - 背面切開術…830 点
  - 環状切除術…2,040 点
- 陰茎尖圭コンジローム切除術…1,360 点
- 陰茎折症手術…8,550 点
- 陰茎持続勃起症手術：
  - 亀頭-陰茎海綿体瘻作術（Winter 法）によるもの…4,670 点
  - その他のシャント術によるもの…18,600 点

7 精巣

- 精巣悪性腫瘍手術…12,340 点
- 停留精巣固定術：
  - 腹腔鏡下腹腔内停留精巣陰嚢内固定術＊…37,170 点
  - 開腹…9,740 点

- 精索捻転手術:
  - 対側の精巣固定術を伴うもの…8,230 点
  - その他のもの…7,910 点
- 精巣内精子採取術:
  - 単純なもの…12,400 点
  - 顕微鏡を用いたもの…24,600 点
- 陰嚢水腫手術:
  - 鼠径部切開によるもの…3,980 点
  - その他…2,290 点
- 精巣外傷手術:
  - 陰嚢内血腫除去術…3,200 点
  - 精巣白膜縫合術…3,400 点

8 前立腺

- 前立腺悪性腫瘍手術:
  - 腹腔鏡下*…77,430 点
  - 腹腔鏡下小切開*…59,780 点
  - 腹腔鏡下(内視鏡手術用支援機器を用いるもの)*…95,280 点
  - 開腹*…41,080 点
- 前立腺被膜下摘出術…15,920 点
- 経尿道的前立腺手術:
  - 電解質溶液利用のもの…20,400 点
  - その他のもの…18,500 点
- 経尿道的レーザー前立腺切除・蒸散術:
  - ホルミウムレーザーまたは倍周波数レーザーを用いるもの…20,470 点
  - ツリウムレーザーを用いるもの…18,190 点
  - その他のもの…19,000 点
- 経尿道的前立腺核出術…21,500 点

[文献]
1) 診療点数早見表 2022 年 4 月版. 医学通信社, 2022

19 DPCの保険点数(2022年4月改訂版)

表1 腎腫瘍

手術	手術・処置2	入院期間Ⅰ	点数/日	入院期間Ⅱ	点数/日	入院期間Ⅲ	点数/日
手術なし	なし	1~4日	2,849	5~9日	2,129	10~30日	1,810
手術なし	あり	1~6日	2,851	7~14日	2,133	15~60日	1,813
腎(尿管)悪性腫瘍手術	なし	1~5日	2,771	6~10日	1,966	11~30日	1,671
腎(尿管)悪性腫瘍手術	あり	1~9日	2,943	10~17日	2,088	18~60日	1,775

手術・処置2:中心静脈注射,化学療法,放射線療法など.

表2 膀胱腫瘍

手術	手術・処置1	手術・処置2	副傷病	入院期間Ⅰ	点数/日	入院期間Ⅱ	点数/日	入院期間Ⅲ	点数/日
手術なし	—	あり[*1]	—	1~13日	2,351	14~25日	1,668	26~60日	1,418
手術なし	—	あり[*2]	なし	1~4日	2,989	5~9日	2,172	10~30日	1,847
膀胱悪性腫瘍手術(経尿道的)	—	なし	—	1~3日	2,595	4~6日	1,841	7~30日	1,565
膀胱悪性腫瘍手術(全摘)	—	あり[*1]	—	1~16日	2,750	17~32日	1,951	33~60日	1,658
膀胱悪性腫瘍手術(全摘)	—	あり[*2]	—	1~25日	2,584	26~50日	1,833	51~120日	1,558

手術・処置1:経皮的腎瘻/膀胱瘻造設術,膀胱内凝血除去術など.
手術・処置2:[*1]中心静脈注射,放射線療法など,[*2]化学療法.

表3 前立腺の悪性腫瘍

手術	手術・処置1	手術・処置2	副傷病	入院期間Ⅰ	点数/日	入院期間Ⅱ	点数/日	入院期間Ⅲ	点数/日
手術なし	なし	あり[*1]	—	1日	6,095	2~23日	1,650	24~90日	1,473
手術なし	なし	あり[*2]	—	1~4日	2,914	5~11日	2,255	12~30日	1,917
手術なし	あり	—	—	1日	3,430	2日	1,832	3~30日	1,787
前立腺被膜下摘出術経尿道的前立腺手術	—	なし	—	1~4日	2,749	5~10日	2,066	11~30日	1,756
前立腺悪性腫瘍手術	—	—	—	1~6日	2,777	7~11日	1,970	12~30日	1,674

手術・処置1:前立腺針生検法.
手術・処置2:[*1]放射線療法,[*2]化学療法.

表4 上部尿路結石

手術	副傷病	入院期間 I	点数/日	入院期間 II	点数/日	入院期間 III	点数/日
手術なし	—	1〜2日	3,686	3〜5日	2,188	6〜30日	1,860
体外衝撃波腎・尿管結石破砕術	—	1日	2,655	2日	1,832	3〜30日	1,823
経皮的尿路結石除去術	なし	1〜5日	2,736	6〜10日	1,941	11〜30日	1,650
経尿道的尿路結石除去術	なし	1〜2日	2,479	3〜5日	2,029	6〜30日	1,826

表5 前立腺肥大症

手術	入院期間 I	点数/日	入院期間 II	点数/日	入院期間 III	点数/日
手術なし	1〜2日	2,748	3〜5日	2,087	6〜30日	1,774
経尿道的前立腺手術 経尿道的レーザー前立腺切除・蒸散術 経尿道的前立腺核出術	1〜4日	2,603	5〜8日	1,847	9〜30日	1,570
前立腺被膜下摘出術	1〜7日	2,704	8〜15日	1,918	16〜30日	1,630

表6 腎臓または尿路の感染症

手術	入院期間 I	点数/日	入院期間 II	点数/日	入院期間 III	点数/日
手術なし	1〜5日	2,792	6〜11日	2,124	12〜30日	1,805
腎周囲膿瘍切開術 腎摘出術	1〜12日	2,660	13〜24日	1,966	25〜60日	1,671
経皮的腎(腎盂)瘻造設術	1〜9日	2,896	10〜18日	2,055	19〜60日	1,746
経尿道的尿管ステント留置術	1〜6日	3,011	7〜12日	2,136	13〜30日	1,816

［文献］
1) DPC点数早見表2022年4月版. 医学通信社, 2022

索引

和文

あ

アイピーディ® 174
悪性軟部腫瘍 127
アセトアミノフェン 254
アセリオ 130
アドナ® 221
アボルブ® 163
アルドステロン 122
アルドステロン産生腺腫 122
アレルギー，病歴聴取 4
アンドロゲン 122
アンドロゲン除去療法 112
アンドロゲン補充療法 208

い

イーフェン® 258
イクスタンジ® 113
異所性ACTH症候群 124
溢流性尿失禁 18
イピリムマブ 101
陰核の肥大 7
陰茎
　―― の痛み 3
　―― の診察 7
陰茎癌 116
陰茎折症 161
陰茎全切除術 117
陰茎部分切除術 117
陰囊腫大 198
陰囊水腫 198
　――，鑑別診断 44
陰囊痛 39
陰囊の診察 7

う

ウブレチド® 169
ウラリット® 130, 133

ウロカルン® 130
ウロマスター 172

え

会陰部痛 38
エストラサイト® 115
エナルモンデポー® 208
エフィエント®の休薬 231
エブランチル® 169
エホチール® 205
エリブリン 128
塩化ラジウム製剤 114
円柱類，尿沈渣 51

お

オイパロミン® 59
嘔吐への対応 259
横紋筋肉腫 127
オキシコドン 256
オキシコンチン® 255, 256
オキノーム® 256, 257
オキファスト® 257
悪心への対応 259
オピオイド 254
オプジーボ® 101
オプソ® 256, 260

か

外陰部腫瘍 44
回腸導管 236
海綿体動脈塞栓術 206
過活動膀胱 170
過活動膀胱症状質問票 267
過酸化水素水腎盂内注入療法 221
家族歴の聴取 4
カソデックス® 113
褐色細胞腫 125
カテーテル 80
　―― 周囲への結石付着 89

―― トラブルの対処法　89
―― 閉塞時の対処法　91
カテコールアミン　122
カバジタキセル　114
下腹部痛　31
下腹部不快感　36
下部尿路結石　134
下部尿路症状　13, 162, 194
カロナール®　130, 254
間欠的の空気圧迫法　242
間欠熱　46
間質性腎炎　23
間質性膀胱炎　173
――，鑑別診断　36
間質性膀胱炎症状スコア　271
間質性膀胱炎問題スコア　271
環状切除術　201
干渉低周波療法　172
がん性疼痛への対応　253
嵌頓包茎　200
関連痛　30

き

キイトルーダ®　109
既往歴の聴取　3
奇形腫　118
奇形精子症　77
器質的閉塞，尿流曲線　65
気腫性腎盂腎炎　149
喫煙，病歴聴取　4
亀頭包皮炎　200
気尿　29
機能性尿失禁　18
逆行性腎盂造影　58
急性陰嚢症　227
―― の鑑別診断　39
急性細菌性前立腺炎，鑑別診断　38
急性腎障害　214
急性精巣上体炎の鑑別　143
急性単純性腎盂腎炎　137
―― の細菌尿　52
急性単純性膀胱炎の細菌尿　52
急性尿細管壊死　22
急性尿閉　17

休薬期間　230
凝血塊を伴う血尿　3
虚血性持続勃起症　205
去勢抵抗性前立腺癌　113
巨大尿管　180
筋層浸潤性膀胱癌　109
筋層非浸潤性膀胱癌　108

く

熊本式健康調査質問票　276
クラビット®　138, 140〜142
クラミジア性尿道炎　144
クラリス®　145
グレースビット®　145
グローミン®　208

け

経尿道的腎尿管砕石術　132
経尿道的前立腺切除術　164
経尿道的バイポーラ電極前立腺核出術　164
経尿道的膀胱腫瘍切除術　107
経皮的脛骨神経刺激療法　172
経皮的腎砕石術　132
経皮的腎動脈形成術　216
稽留熱　46
結核，病歴聴取　3
結核菌　148
結晶，尿沈渣　51
血精液症　41
結石付着，カテーテル周囲への　89
結節性副腎過形成　124
血尿　24, 50
――，凝血塊を伴う　3
――，病歴聴取　3
ゲムシタビン　105, 109
原発性アルドステロン症　122
顕微鏡的血尿　25
現病歴の聴取　2

こ

コイル塞栓術　218
降圧薬，病歴聴取　4
高位精巣摘除術　118

抗凝固薬の休薬期間　230
抗菌薬，病歴聴取　4
高血圧　47
　──，病歴聴取　3
抗血小板薬の休薬期間　230
交差血管　177
向精神薬，病歴聴取　4
硬性膀胱鏡（硬性鏡）　62
後天性囊胞腎　98
後腹膜腫瘍　127
　──，鑑別診断　43
後腹膜線維症　223
抗不整脈薬，病歴聴取　4
後部尿道疾患，尿流曲線　65
後部尿道損傷　158
後部尿道膀胱角　60
国際失禁会議質問票短縮版　270
国際前立腺症状スコア　266
国際勃起機能スコア　273
呼吸困難への対応　260
骨盤臓器脱　211
骨盤底筋訓練　209
コデイン　255
ゴナックス®　113
ゴナトロピン®　208
コルチゾール　122
混合性尿失禁　18

さ

細菌培養　52
最大尿流率　65
ザイティガ®　113
採尿法　52
臍部痛　31
細胞診　53
ザイロリック®　133
ザルティア®　163
サワシリン®　146
三孔先穴カテーテル　81
三点切開法　201
残尿感　16
残尿測定　66

し

シアリス®　204

ジーラスタ®　114
ジェブタナ®　114
磁気刺激療法　172
糸球体腎炎　23
自己調節鎮痛法　238
自己導尿用カテーテル　81
シスプラチン　105, 109
ジスロマック　145
持続膀胱洗浄　93
持続勃起症　205
弛張熱　46
ジプレキサ®　259
シプロキサン®　138
脂肪肉腫　127
シャント術　206
終末滴下　14
絨毛癌　118
手術部位感染　240
主訴の聴取　2
腫大，前立腺の　162
主要下部尿路症状質問票　268
術後疼痛の管理　238
症候性肉眼的血尿　25
硝酸銀溶液腎盂内注入療法　222
消退精巣　196
上背部中央痛　35
上部尿路結石　129
静脈血栓塞栓症　242
静脈性尿路造影　56
初期排尿痛　11
食欲不振への対応　259
除睾術　112
女性外性器の診察　7
女性ホルモン薬の休薬　230
除痛ラダー　253
心因性多飲　20
腎
　──の痛み　2
　──の診察　5
腎盂腎炎　137
腎盂洗浄　92
腎盂尿管移行部　177
腎盂尿管移行部通過障害　175, 177
腎盂・尿管癌　102
　──，細胞診　53

腎盂バルーンカテーテル 81
腎外傷 151
腎癌 98
——，鑑別診断 43
神経因性膀胱 167
神経ブロック 238
腎血管筋脂肪腫，鑑別診断 43
腎血管性高血圧 216
腎結石 129
腎後性乏尿 23
腎細胞癌 98
——，細胞診 53
腎生検 70
腎性高血圧 47
真性尿失禁 18
腎性尿崩症 20
腎性乏尿 22
腎前性乏尿 22
身体所見 5
浸透圧利尿 20
腎動静脈瘻 219
腎動脈狭窄 216
腎動脈瘤 218
腎尿管全摘除術 104
腎膿瘍 149
——，鑑別診断 43
腎不全 214
腎部分切除術 100
腎瘻造設 82

す

水腎症 175
——，鑑別診断 43
水腎水尿管 180
水利尿 20
スーグラ® 233
ステーブラ® 172
ステロイド 260
ストーマサイトマーキング 236
ストーマの管理 236
スピロペント® 209
スライディングスケール法 233

せ

精液検査 77

性感染症 144
性器ヘルペス 147
清潔間欠的自己導尿 166, 169
精索軸捻転症 ➡ 精巣捻転症
精索静脈瘤，鑑別診断
　　　　　　　　44, 143, 198
精索水瘤 198
精子無力症 77
精上皮腫 118
生殖補助医療 203
精巣炎，鑑別診断 39, 44, 143, 198
精巣外傷 160
——，鑑別診断 39, 44
精巣挫傷 160
精巣腫瘍 118
——，鑑別診断 44, 198
精巣上体炎 142
——，鑑別診断 39, 44, 198
精巣上体垂捻転，鑑別診断
　　　　　　　　　39, 198
精巣垂捻転，鑑別診断 39, 198
精巣水瘤 198
精巣生検 75
精巣脱出症 160
精巣捻転症 227
——，鑑別診断 39, 44, 143, 198
精巣破裂 160
精巣付属器捻転，鑑別診断 44
精巣無発生 196
赤血球 50
切迫性尿失禁 **18**, 170
セミノーマ 118
セレコックス® 254
線維筋性異形成 216, 218
尖圭コンジローマ 146
仙骨神経電気刺激療法 172
選択性腎動脈塞栓術 151
疝痛 30
疝痛発作 130
先天性水腎症 **175**, 177
全排尿痛 11
前部尿道損傷 158
前立腺
—— の痛み 2
—— の診察 6

前立腺炎　141
前立腺癌　110
　——，鑑別診断　38
　——，排尿困難　15
前立腺生検　73
前立腺肥大症　162
　——，排尿困難　15
前立腺肥大症影響スコア　269

そ

創感染の対策　240
双手診　6
ゾーフィゴ®　115
鼠径管外精巣　196
鼠径管内精巣　196
鼠径部の診察　7
鼠径ヘルニア，鑑別診断　198
ゾシン®　138, 150
ソセゴン®　130
ゾビラックス®　147
ゾラデックス®　113

た

体外衝撃結石破砕術　131
胎児性癌　118
体性痛　30
ダヴィンチ　248
高安動脈炎　216
タキソテール®　114
多尿　8, 20
多発性腎囊胞，鑑別診断　43
多発性内分泌腫瘍症　125
タペンタ®　257
タペンタドール　257
多胞性腎囊胞　99
単純性腎囊胞，鑑別診断　43
単純ヘルペスウイルス　147
男性外性器の診察　7
男性更年期障害　207
弾性ストッキング　242
男性不妊症　202

ち

チーマンカテーテル　81
チェーン尿道膀胱造影　60

チオラ®　130
蓄尿症状　162, 167, 170
中間尿採尿法　52
昼間尿失禁　194
昼間頻尿　8
中枢性尿崩症　20
重複腎盂尿管　185
直腸診　6
直腸内圧　67
鎮痛方法，術後の　238

つ・て

ツムラ猪苓湯エキス　130
低活動膀胱　168
　——，尿流曲線　65
低ゴナドトロピン性性腺機能
　低下症　203
停留精巣　196
デカドロン　115, 260, 261
デスモプレシン点鼻液　21
デトルシトール®　171
デフラックス®　183
電気刺激療法　172
点滴静注腎盂造影　56

と

透光性試験　7, 199
疼痛　30
　——，CVA領域の　6
　——，病歴聴取　2
導尿　87
糖尿病，病歴聴取　3
糖尿病患者の周術期管理　232
糖尿病薬の休薬期間　232
動脈硬化性腎動脈狭窄症　216
ドーナツサイン，尿道脱　213
ドキソルビシン　128
特発性アルドステロン症　122
特発性腎出血　221
ドセタキセル　113
トビエース®　172
トフラニール®　172, 195
トラベクテジン　128
トラベルミン®　259
トラマール®　256

トラマドール 256
トランサミン® 221
トリプタノール 169, 174
ドレーン 234
——の管理 234
ドレーンチューブ 234

な

内圧尿流検査 68
内因性括約筋機能不全 61, 209
ナイキサン® 254
内視鏡 62
内臓痛 30
ナルサス® 257
ナルラピド® 257
軟性下痢 145
軟性膀胱鏡(軟性鏡) 62

に

肉眼的血尿 24
日本語版 DVSS(小児語版) 272
日本語版 EHS 274
ニボルマブ 101
乳び尿 28
尿意消失 167
尿意切迫感 13, 167, 170, 194
尿管異所開口 191
尿管カテーテルの挿入・抜去困難時の対処法 89
尿管カテーテル留置 86
尿管鏡下腎温存手術 104
尿管形成術 180
尿管結石 129
尿管損傷 154
尿管の痛み 2
尿管皮膚瘻 236
尿管膀胱移行部 180
尿管膀胱移行部通過障害 175, 180
尿管瘤 185
尿細管上皮, 尿沈渣 50
尿細胞診 53
尿失禁 18, 167
尿失禁テスト 69
尿勢低下 9, 13
尿線減弱 167

尿線散乱 13
尿線途絶 13, 167
尿線分裂 13
尿沈渣 50
尿道炎 144
——, 鑑別診断 38
尿道過可動 61, 209
尿道カテーテルの挿入・抜去困難時の対処法 90
尿道カテーテル留置 87
尿道カルンクル 212
尿道下裂 191
尿道下裂手術 193
尿道狭窄 15, 166
尿道結石, 鑑別診断 38
尿道損傷 158
尿道脱 213
尿道ブジー 166
尿閉 17
——, 鑑別診断 36, 43
尿崩症 20
尿膜管遺残症 225
尿膜管癌 225
尿膜管疾患 225
尿膜管膿瘍 225
尿流曲線 65
尿流測定 65
尿流動態検査 65
尿流率 68
尿路結核 148
尿路結石症 129

ね・の

ネラトンカテーテル 81
脳神経疾患 168
——, 病歴聴取 3
膿腎症 149
膿尿 26, 50
囊胞性腎細胞癌 99

は

バイアグラ® 204
バイアスピリン®の休薬 231
胚細胞腫 118
バイシリン® 146

排石促進療法　130
肺塞栓症の管理　242
梅毒　145
梅毒血清反応　145
排尿開始遅延　167
排尿筋圧　67, 68
排尿筋括約筋協調不全　168
排尿筋収縮不全　168
排尿困難　13
排尿時間　65
排尿時膀胱尿道造影　59
排尿終末時痛　11
排尿障害　162
排尿症状　162, 167
排尿遅延　13
排尿痛　10
排尿日誌　9, 167, 170, 194
排尿量　65
背部痛　34
背面切開術　200
バクタ　141
白膜断裂　161
パゾパニブ　128
白血球　50
パッドテスト　18, 69
発熱　46
バップフォー®　171, 195
バルーンカテーテル　81
バルトレックス®　147
ハルナール®　163
破裂法，尿道カテーテルの抜去　91
バンコマイシン塩酸塩　150
反射性尿失禁　18
パンスポリン®　138, 139

ひ

光選択的前立腺レーザー蒸散術　164
非虚血性持続勃起症　205
非クラミジア性非淋菌性尿道炎　145
非ステロイド性消炎鎮痛薬　253
左下腹部痛　31
左上背部痛　35

左上腹部痛　31
左背部痛　35
ピッグテールカテーテル　81
ヒトパピローマウイルス　116, 146
ヒドロモルフォン　257
微熱　46
被膜下前立腺腺腫核出術　164
ヒューマリン®　233
ヒューマログ®　233
病歴聴取　2
頻度・尿量記録　170
頻尿　8, 13, 167, 170, 194

ふ

ファイコンカテーテル　81
フェブリク®　133
フェンタニル　257
フェントス®　257
フォーリーカテーテル　81
フォシーガ®　233
腹圧性尿失禁　18, 209
腹圧排尿　14, 167
腹腔鏡下仙骨腟固定術　211
腹腔鏡手術　246
腹腔内精巣　196
副甲状腺機能亢進症　136
副甲状腺腫瘍　136
副甲状腺ホルモン　136
複雑性尿路感染症の細菌尿　52
副腎腫瘍　122
── , 鑑別診断　43
副腎性高血圧　48
副腎腺腫　124
副腎皮質癌　125
副腎ホルモン　122
腹痛　30
腹部腫瘤　42
腹部単純撮影（KUB）　54
腹部膨隆　5
ブスコパン®　130
プラザキサ®　231
フラジール®　145
ブラダロン®　172
プラビックス®の休薬　231
フリバス®　163

プリンペラン® 259
プレタール®の休薬 231
プレドニン® 224
フロモックス® 140, 142

へ

平滑筋肉腫 127
平均尿流率 65
閉塞性乾燥性亀頭炎 200
ベサコリン 169
ベシケア® 172
ベセルナクリーム 146
ベタニス® 172
ペッサリー 211
ペムブロリズマブ 109
ベンゾジアゼピン 260

ほ

包茎 200
膀胱
　――の痛み 2
　――の診察 6
膀胱炎 140
膀胱癌 106
　――,細胞診 53
膀胱鏡検査 62
膀胱結石 134
　――,鑑別診断 36
膀胱砕石術 135
膀胱腫瘍,鑑別診断 36
膀胱水圧拡張術 174
膀胱生検 72
膀胱切石術 135
膀胱穿刺 84
膀胱洗浄 93
膀胱損傷 156
膀胱タンポナーデ 95
　――,鑑別診断 43
膀胱出口部閉塞 13
膀胱内圧 67
膀胱内圧測定 67
膀胱尿管逆流 182
膀胱尿道鏡 62
膀胱破裂 156
膀胱容量の低下 8

膀胱瘻造設 84
放散痛 30
傍神経節細胞腫 125
乏精子症 77
乏尿 22
包皮口形成術 201
保険点数
　――,DPCの 287
　――,主な検査・処置・手術の 282
勃起障害 204
勃起の硬さスケール 274
ポラキス® 171
ボルタレン®サポ® 130
ホルミウムレーザー前立腺核出術 164

ま

慢性骨盤疼痛症候群 ➡ 慢性前立腺炎
慢性腎臓病 214
慢性前立腺炎,鑑別診断 36, 38
慢性尿閉 17
慢性膀胱炎 140
　――,鑑別診断 36

み

右下腹部痛 31
右上背部痛 35
右上腹部痛 31
右背部痛 35
ミニリンメルト® 21, 195
ミノマイシン® 146

む

無菌性膿尿 27, 52, 148
無収縮膀胱 168
無症候性肉眼的血尿 24, 107
無精子症 77
無尿 22
無抑制括約筋弛緩 167

め

メイアクト MS® 138～140
メトクロプラミド 259

メロペネム 150

も

モービック® 254
モルヒネ 256, 260

や

ヤーボイ® 101
夜間多尿 20
夜間頻尿 8, 170
夜尿 194
夜尿症 194

ゆ

遊走精巣 196
ユリーフ® 163

よ

腰背部痛 35
予後の予測 250

ら・り

卵黄嚢腫 118
六君子湯 259
利尿薬，病歴聴取 4
リュープリン® 113
両側性副腎皮質球状層過形成 122
淋菌性尿道炎 144
リンデロン® 212, 260, 261

れ

レーザー腎盂粘膜焼灼術 221
レニン-アンギオテンシン系薬剤の休薬 230
レビトラ® 204

ろ

ロキソニン® 130
ロセフィン® 138, 142
肋骨脊柱角 5
ロボット支援手術 248

わ

ワーファリン®の休薬 231

ワイパックス® 259, 260
ワントラム® 256

欧文

A

ACDK（acquired cystic disease of the kidney） 98
ADT（androgen deprivation therapy） 112
Aging males' symptoms（AMS）スコア 275
AIMAH（ACTH independent macronodular adrenal hyperplasia） 124
AKI（acute kidney injury） 214
Anderson-Hynes 法 178
APA（aldsterone producing adenoma） 123
ART（androgen replacement therapy） 208
ART（assisted reproductive technology） 203
asthenozoospermia 77
azoospermia 77

B

BCG 注入療法 109
BEP 療法 121
BII（BPH Impact Index） 269
BOO（bladder outlet obstruction） 13
Bosniak 分類 100
BPE（benign prostatic enlargement） 162
BPH（benign prostatic hyperplasia） 162

C

CAB（combined androgen blockade）療法 112
cabozantinib 101
carcinoma *in situ*（CIS） 107

CIC (clean intermittent catheterization) 166, 169
CKD (chronic kidney disease) 214
Clavien-Dindo 分類 279
CLSS (Core Lower Urinary Tract Symptom Score) 268
cobra head sign 185
Cohen 法 183
cracking sound 161
crossing vessel 177
CRPC (castration resistant prostate cancer) 113
Cushing 症候群 123
Cushing 病 124
CVA (costovertebral angle) 5
CVA 叩打痛 6
cystolithotomy 135
cystolithotripsy 135

D

da Vinci 248
DIP (drip infusion pyelography) 56
dismembered 法 178
DPC の保険点数 287
DSD (detrusor sphincter dyssynergia) 171
Duckett 法 192
DVSS (Dysfunctional Voiding Symptom Score) 272

E

ECIRS (endoscopic combined intrarenal surgery) 132
ED (erectile dysfunction) 204
EHS (Erection Hardness Score) 274
ESWL (extracorporeal shock wave lithotripsy) 131

F

flow rate 68
folding 法 181

FVC (frequency volume chart) 170

G

GC 療法 **105**, 109
Glenard 法 5
gliding testis 196
Guyon 法 5

H

high flow priapism 205
HIV 感染 148
HoLEP (holmium laser enucleation of the prostate) 164
HPV 116, 146
HSV 147
Hunner 潰瘍 173
hyalinization 76
hypospermatogenesis 76

I

IC (interstitial cystitis) 173
ICIQ-SF (International Consultation on Incontinence Questionnaire-Short Form) 270
ICPI (IC Problem Index) 271
ICSI (IC Symptom Index) 271
IHA (idiopathic hyperaldosteronism) 122
IIEF-5 (International Index of Erectile Function 5) 273
IPC (intermittent pneumatic compression) 242
IPSS (International Prostate Symptom Score) 266
ISD (intrinsic sphincter deficiency) **61**, 209
Israel 法 5
IVU (intravenous urography) 56

J

JAST 分類 151

Johnsen スコア 75

K

Koyanagi 法 193
KUB 54

L

Lich-Gregoir 法 183
LOH(late-onset hypogonadism)症候群 207
low flow priapism 205
LSC(laparoscopic sacrocolpopexy) 211
LUTS(lower urinary tract symptoms) 13, 162

M

maturation arrest 76
MEN(multiple endocrine neoplasma) 125
MESA(microsurgical epididymal sperm aspiration) 203
MET(medical expulsive therapy) 130
MRI 標的生検 73
MS コンチン® 256, 260
multimodal analgesia 238

N

NGB(neurogenic bladder) 167
nidus 220
non-dismembered 法 178
normospermatogenesis 76
NSAIDs 253

O

OAB(overactive bladder) 170
OABSS(OAB Symptom Score) 267
oligozoospermia 77
Onlay 法 192

P

Palliative Performance Scale 250

PaP スコア(Palliative Prognostic Score) 252
PCA(patient controlled analgesia) 238
PCEA(patient controlled epidural analgesia) 238
Pdet 68
Performance Status 278
PI-RADS スコア 265
plication 法 181
PNL(percutaneous nephro(uretero)lithotripsy) 132
Politano-Leadbetter 法 183
POP-Q システム 277
PPI(Palliative Prognostic Index) 251
pressure-flow study 68
PSA 110
PSA カットオフ値 110
PTH 136
PTNS(percutaneous tibial nerve stimulation) 172
PTRA(percutaneous transluminal renal angioplasty) 216
PVP(photoselective vaporization of the prostate) 164

Q

Q チップテスト 18
Qmax 65

R

RECIST ガイドライン 280
RENAL 分類 264
RP(retrograde pyelography) 58

S

Schäfer ノモグラム 68
Sertoli cell only syndrome 76
SNM(sacral neuromodulation) 172
SSI(surgical site infection) 240
STI(sexually transmitted infection) 144
stuttering priapism 205

T

T シャント法　206
TAE(transcatheter arterial embolization)　151
tapering 法　180
teratozoospermia　77
TESE(testicular sperm extraction)　203
TIP 法　192
TOT(transobturator tape)手術　209
TUEB®　164
TUL(transurethral ureterolithotripsy)　132
TURBT(transurethral resection of bladder tumor)　107
TURP(transurethral resection of prostate)　164
TVM(tension-free vaginal meshu)手術　211
TVT(tension-free vaginal tape)手術　209

U

UFM(uroflowmetry)　65
Ultzmann 法　28
UPJ(ureteropelvic junction)　177
UPJO(ureteropelvic junction obstruction)　175, **177**
UVJ(ureterovesical junction)　180
UVJO(ureterovesical junction obstruction)　175, **180**

V

VCUG(voiding cystourethrography)　59
von Hippel-Lindau 病　98
VUR(vesicoureteral reflux)　182

W

Winter 法　206

Y

Y-V plasty　178